FORSCHUNGSBERICHTE
DES WIRTSCHAFTS- UND VERKEHRSMINISTERIUMS
NORDRHEIN-WESTFALEN

Herausgegeben von Staatssekretär Prof. Leo Brandt

Nr. 257

Prof. Dr. med. G. Lehmann
Dr. med. J. Tamm

Max-Planck-Institut für Arbeitsphysiologie, Dortmund

Die Beeinflussung vegetativer Funktionen
des Menschen durch Geräusche

Als Manuskript gedruckt

SPRINGER FACHMEDIEN WIESBADEN GMBH

ISBN 978-3-663-03416-2   ISBN 978-3-663-04605-9 (eBook)
DOI 10.1007/978-3-663-04605-9

Forschungsberichte des Wirtschafts- und Verkehrsministeriums Nordrhein-Westfalen

Gliederung

A. Einleitung . . . . S. 5

B. Zur Methodik der Schallerzeugung
   und Schallpegelmessung . . . . S. 6

C. Untersuchungen über den Einfluß von Geräuschbelastungen
   auf den menschlichen Organismus . . . . S. 7

   I. Die Beeinflussung der Leistungs-
      disposition . . . . S. 7

   II. Untersuchungen über den Einfluß von Lärm
       auf die vegetative Tagesrhythmik . . . . S. 11

   III. Untersuchungen über den Einfluß von Lärm
        auf die Flimmerverschmelzungsfrequenz des Auges
        und auf die Hautreflexion . . . . S. 12

   IV. Die Beeinflussung des Kreislaufsystems durch
       Geräuscheinwirkung . . . . S. 18

D. Zusammenfassende Besprechung der Ergebnisse . . . . S. 34

E. Literaturverzeichnis . . . . S. 37

Forschungsberichte des Wirtschafts- und Verkehrsministeriums Nordrhein-Westfalen

A. Einleitung

Die zunehmende Industrialisierung, das Anwachsen der Verkehrsdichte und die Zusammenballung größerer Menschenmassen auf engem Raum haben die Lärmfrage zu einem brennenden Problem werden lassen, dessen praktische Lösung vordringlich ist. Die Bekämpfung des vermeidbaren Lärms ist auf die Dauer nur auf dem Wege einer intensiven Aufklärungs- und Erziehungsarbeit erfolgreich durchzuführen. Diesen Bemühungen muß der Gesetzgeber durch geeignete Maßnahmen den nötigen Nachdruck verleihen. Der Gesetzgeber ist dazu jedoch nur dann in der Lage, wenn die Schädlichkeit des Lärms für den Menschen exakt erfaßt und definiert werden kann. Hier liegt eine wesentliche Aufgabe des Arztes und Physiologen: durch experimentelle Erforschung von Schalleinwirkungen auf den menschlichen Organismus Grundlagen für Maßnahmen gegen den Lärm zu liefern. Diese an sich klare Fragestellung an den Mediziner birgt bei näherer Betrachtung eine Reihe von Schwierigkeiten in sich. Sie beginnen bei der Frage: "Was ist Lärm?"

Schalleindrücke, die der Mensch als belästigend empfindet, werden als "Lärm" bezeichnet. Ob ein Schallphänomen als Lärm empfunden wird oder nicht, hängt aber weitgehend von der positiven oder negativen Einstellung des betreffenden Menschen zu dem Geräusch ab. Der Begriff "Lärm" wäre demnach nur psychologisch zu erklären. Es bestehen keine oder nur sehr lockere Beziehungen zwischen den meßbaren physikalischen Größen eines Schallvorganges und der Auslösung der Empfindung "Lärm". Auf der Basis des rein subjektiven Begriffes "Lärm" läßt sich daher keine obere Begrenzung der Lautstärke finden, die grade noch zumutbar wäre, ohne gesundheitsschädigend zu wirken. Auch andere Vorschläge, wie z.B. die Festlegung der erlaubten Lautstärke nach Maßgabe der sprachlichen Kommunikationsmöglichkeit, haben nur provisorischen Charakter.

In den vergangenen 30 Jahren sind eine ganze Anzahl von experimentellen Untersuchungen über die Geräuscheinwirkungen auf den menschlichen Organismus gemacht worden. Man fand unter Lärm nicht selten eine Zunahme des Muskeltonus und als Folge davon einen gesteigerten Energieverbrauch (STEVENS et al., LAIRD, DAVIS, MORGAN, UGLOW et al.). Bei manchen Menschen war ein vorübergehendes Absinken des elektrischen Hautwiderstandes zu beobachten (DAVIS). SMITH und LAIRD berichteten über eine Beeinflussung der Verdauungswege durch plötzlich einsetzenden Lärm. Es zeigte sich eine Abnahme der Magenperistaltik, der Speichel- und Magensaftsekretion. Störungen der

Forschungsberichte des Wirtschafts- und Verkehrsministeriums Nordrhein-Westfalen

Magenfunktion wurden auch bei Arbeitern an Flugmotoren-Prüfständen nachgewiesen (MARULLI). Besonders eindrucksvoll erscheint die Steigerung des Schädelinnendruckes, wie man sie an Patienten mit Schädelfensterung demonstrieren konnte (KENNEDY). Die Beeinflussung von Blutdruck und Pulsfrequenz durch Lärm ist ebenfalls experimentell nachgewiesen worden (KARRASCH). Diese kurze Übersicht zeigt schon, daß durch Lärmeinwirkung eine ganze Anzahl vegetativ gesteuerter Funktionen beeinflußt werden kann. Aus diesen Einzeluntersuchungen lassen sich aber kaum allgemeine Schlüsse ziehen. Es geht aus den bisherigen Publikationen nicht hervor, ob eine Abhängigkeit der Reaktionsweise von der Lautstärke besteht oder ob das Auftreten vegetativer Funktionsänderungen parallel geht mit einer subjektiven Belästigung. Es gibt bisher keine Untersuchungen, die systematisch vegetative Reaktionen auf Lärm verschiedener Lautstärken und Frequenzen geprüft haben. Da aber nur auf diesem Wege eine einwandfreie Beurteilung der Geräuschwirkungen erreicht werden kann, wurde diese Fragestellung zum Gegenstand einer experimentellen Untersuchungsreihe gemacht. Es wurde dabei eine Reihe von Testmethoden angewendet, die verschiedene vegetative Funktionen erfassen. Begreiflicherweise mußte zunächst nach der optimalen Versuchsanordnung gesucht werden. Es zeigte sich, daß Untersuchungen des Kreislaufs anscheinend am besten geeignet sind, Geräuschwirkungen auf den Menschen zu studieren. Im Folgenden wird daher auf diese Versuche besonders eingegangen, nachdem die übrigen Experimente der Reihe nach dargestellt sind.

B. Zur Methodik der Schallerzeugung und Schallpegelmessung

Alle Untersuchungen über die Lärmeinwirkungen fanden in einem eigens für diesen Zweck hergerichteten Raum statt. Die Decke dieses Raumes war mit einer schalldämmenden Schicht belegt, um den Nachhall zu vermindern. In einem Abstand von ca. 2 m hingen von der Decke drei Lautsprecher herab, die jeweils mit einem permanent-dynamischen und einem Kristallsystem für tiefe und hohe Frequenzen und einer Hochtonweiche ausgerüstet waren. Die Lautsprecher waren in Form eines Dreiecks angeordnet, so daß sie den abgestrahlten Schall auf den Punkt konzentrierten, an dem sich die jeweilige Versuchsperson befand. Die Schallenergien wurden mittels eines AEG-Magnetophonbandgerätes der Type AW 2 erzeugt und über einen Kraftverstärker auf die Lautsprecher gegeben. Als Schallarten benutzten wir ausschließlich sogenannte "weiße Geräusche", d.h. Geräusche, die alle Frequenzanteile in

Forschungsberichte des Wirtschafts- und Verkehrsministeriums Nordrhein-Westfalen

gleicher Lautstärke enthalten. Diese Geräusche waren in der Physikalisch-Technischen Bundesanstalt Braunschweig "synthetisch" erzeugt und auf Tonbänder aufgenommen worden. Die Skala dieser Geräusche umfaßte neben den kompletten "weißen" Geräuschen mit sämtlichen Frequenzen von 37,5 bis 12800 Hz auch einzelne Oktavabstufungen. Die Tonbänder wurden von uns in Form von Bandschleifen angewendet. Wir wählten für unsere Versuche ausschließlich weiße Geräusche, da sie "unpersönlich" sind und bei den Versuchspersonen nicht schon von vornherein Assoziationen und damit affektive Vorstellungen auslösen.

Die Messung des Schallpegels erfolgte mit dem Schallpegelmesser EZGN (Rohde & Schwarz). Das Gerät wurde an den Versuchstagen mehrfach nachgeeicht. Das Meßmikrofon befand sich jeweils in Ohrhöhe des Probanden.

C. Untersuchungen über den Einfluß von Geräuschbelastungen auf den menschlichen Organismus

I. Die Beeinflussung der Leistungsdisposition

Die sogenannte Leistungsdisposition ist definitionsgemäß die körperliche Momentandisposition, die im wesentlichen durch den Tonus des vegetativen Systems bestimmt wird, aber auch durch den Funktionszustand des innersekretorischen Apparates. Sie ist durch Umweltreize beeinflußbar. Die Leistungsdisposition ist neben dem Leistungswillen ein wesentlicher Faktor für die Höhe der Leistungsbereitschaft.

Wir verwendeten für diese Untersuchungen eine von LEHMANN und MICHAELIS angegebene Methode. Diese besteht darin, daß der Proband auf einem Fahrradergometer bei kontinuierlich steigender Leistung (Anstieg je Minute 1 mkg/sec) zu fahren hat. Alle Minuten werden Blutdruck und Pulsfrequenz gemessen und das Produkt aus Blutdruckamplitude und Pulsfrequenz errechnet. Wenn der Wert 10 000 erreicht ist, wird der Versuch abgebrochen und die Fahrzeit abgestoppt. Aus einer großen Anzahl von Versuchen, die früher am hiesigen Institut mit dieser Methode durchgeführt wurden, darf geschlossen werden, daß die benötigte Fahrzeit ein sehr brauchbares Maß für die durch die jeweilige Leistungsdisposition modifizierte Leistungsfähigkeit darstellt.

Von uns wurde folgender Versuchsablauf gewählt: Nach einer vorbereitenden Ruhe von 30 Minuten hatten die Versuchspersonen mit Zwischenpausen von je

15 Minuten fünfmal so lange auf dem Fahrradergometer zu fahren, bis das Amplituden-Frequenz-Produkt den oben genannten Wert erreicht hatte. Wurden die Versuche ohne Lärmeinwirkung durchgeführt, so zeigte sich bei allen Versuchspersonen ein uncharakteristisches Verhalten der jeweiligen fünf Werte, wie aus den Abbildungen 3, 4 und 5 ersichtlich ist. Die Versuche mit Lärmbelastung wurden so durchgeführt, daß beim zweiten und vierten Fahrradergometertest eine Beschallung durchgeführt wurde, während der erste, dritte und fünfte Test in Ruhe stattfand. Die Untersuchungen wurden an 10 Versuchspersonen im Alter von 20 bis 49 Jahren vorgenommen. Bei 9 Versuchspersonen wurde einmal eine Lärmbelastung mit einem kompletten weißen Geräusch von 90 phon und bei einem zweiten Versuch eine solche mit einem weißen Geräusch von 2400 bis 4800 Hz und 90 phon angewendet. Bei der Versuchsperson Frie. wurde in fünf verschiedenen Versuchen eine Oktave von 3200 bis 6400 Hz bei 90 phon benutzt.

Als Ergebnis fanden wir folgendes: Von den insgesamt 23 unter zeitweiliger Lärmeinwirkung gemachten Versuchen hatten 13 einen charakteristischen Verlauf. Zeigten die Fahrzeiten insgesamt eine ansteigende Tendenz, d.h. lag der Wert beim letzten Versuch höher als beim ersten, so verursachte der zusätzliche Reiz durch die Lärmbelastung eine weitere deutliche Steigerung der Fahrzeit gegenüber dem vorangegangenen Versuch, meist auch gegenüber dem folgenden. War die Gesamttendenz abfallend, so erfuhren die Fahrzeiten unter Geräuscheinwirkung dagegen eine Senkung (Abb. 1).

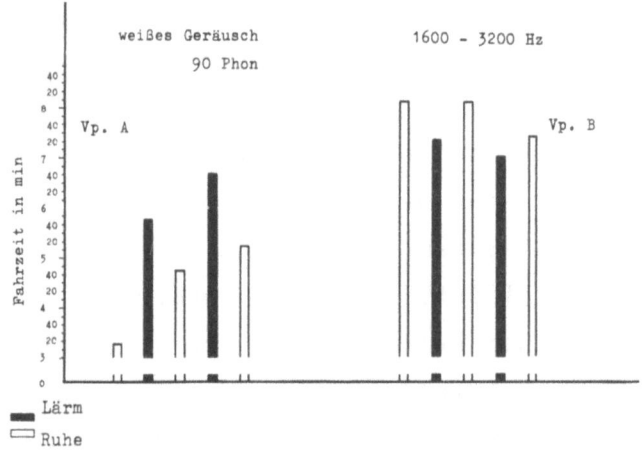

A b b i l d u n g   1

Vp. A: Anwachsen der Fahrzeit und weitere Erhöhung unter Lärmeinwirkung. Vp. B: Sinkende Fahrzeit und Verminderung unter Lärm

Ein gleichsinniges Verhalten ließ sich bei vier Versuchspersonen an jeweils zwei verschiedenen Versuchstagen unter Lärmeinwirkung mit verschiedener Frequenz reproduzieren. Bei der Versuchsperson Frie. zeigte sich an fünf verschiedenen Versuchstagen dreimal ein gleichartiger Versuchsablauf (Abb. 2 bis 4).

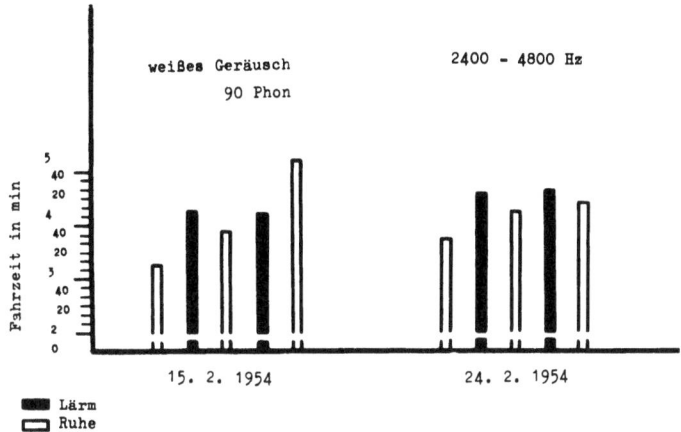

Abbildung 2
Reproduzierbares Verhalten der Fahrzeiten unter Lärmeinfluß

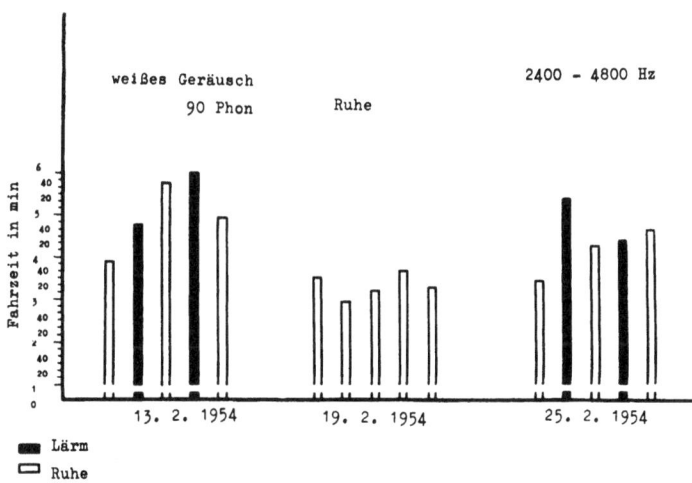

Abbildung 3
Reproduzierbares Verhalten der Fahrzeiten unter Lärmeinfluß

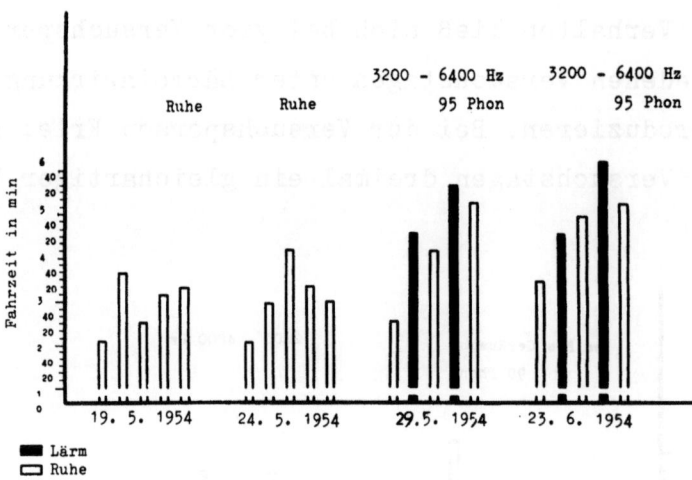

Abbildung 4

Reproduzierbares Verhalten der Fahrzeiten unter Lärmeinfluß

Bei drei Versuchen aber war das Verhalten der Fahrzeit genau umgekehrt wie eben geschildert, d.h. bei insgesamt ansteigender Tendenz ergaben sich niedrigere Werte unter Lärmeinfluß und vice versa (Abb. 5).

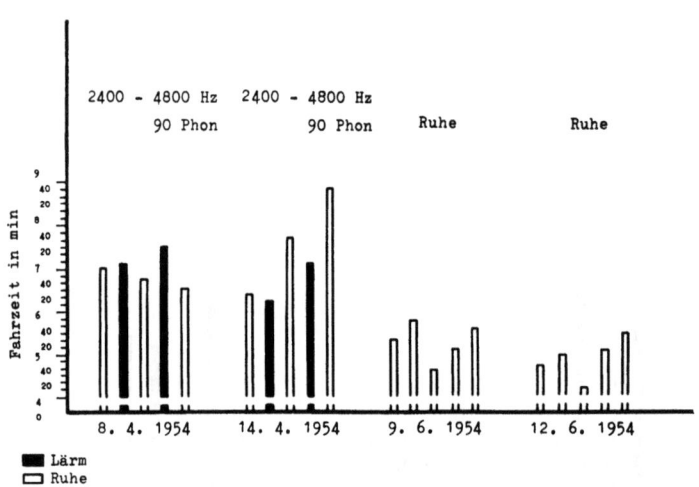

Abbildung 5

Inverses Verhalten der Fahrzeiten

Während der restlichen sieben Versuche beobachteten wir ein wechselsinniges An- und Absteigen der Fahrzeiten während der Lärmperioden, wobei dreimal während der ersten Lärmperiode ein gesteigerter, in der zweiten Periode ein gesenkter und viermal ein zunächst gesenkter und anschließend ein erhöhter Wert gefunden wurde.

Forschungsberichte des Wirtschafts- und Verkehrsministeriums Nordrhein-Westfalen

Die dargestellten Versuchsergebnisse lassen eindeutig erkennen, daß Lärmeinwirkung die Leistungsdisposition beeinflussen kann. In etwas mehr als der Hälfte der Versuche war eine gewisse Regelmäßigkeit der Wirkung erkennbar. Bei den Versuchspersonen mit ansteigenden Fahrzeiten scheint es von Test zu Test zu einer immer stärkeren Umschaltung in eine ergotrope Leistungsphase gekommen zu sein mit einer entsprechend starken Rückschwingung in die trophotrope Erholungsphase während der Zwischenpausen. Diese Annahme würde mit der WILDERschen Ausgangswertregel übereinstimmen. Eine zusätzliche Lärmbelastung scheint die Tendenz zur Umschaltung in die ergotrope Phase noch verstärkt zu haben. Das umgekehrte Verhalten der Fahrzeiten mit einer weiteren Senkung derselben unter Lärm wäre dann entsprechend aufzufassen als eine zunehmende Unfähigkeit der Umschaltung in die ergotrope Phase mit einer verminderten trophotropen Rückschaltung in den Pausen. Daß sich diese Gesetzmäßigkeiten nicht in allen Versuchen wiederholten und auch nicht bei dem gleichen Menschen regelmäßig in Erscheinung traten, läßt sich zwanglos damit erklären, daß die "Ausgangsschaltung" des vegetativen Systems, die keine Konstante darstellt, für den jeweiligen Reaktionsablauf bestimmend ist. Keinesfalls darf man aus den vorstehenden Versuchen den Schluß ziehen, ein Teil der Versuchspersonen habe durch den Lärmeinfluß bessere, ein anderer Teil schlechtere Arbeit geleistet. Eine derartige Versuchsanordnung gestattet nur die Aussage, daß der Lärm einen deutlichen Einfluß auf den Ablauf vegetativ gesteuerter Reaktionen hat, wobei das Kreislaufsystem ein besonders ergiebiges Erfolgsorgan darzustellen scheint. Eine unterschiedliche Wirkung der verschiedenen Frequenzen wurde nicht festgestellt.

II. Untersuchungen über den Einfluß von Lärm auf die vegetative Tagesrhythmik

Der Tonus des vegetativen Nervensystems zeigt im Verlauf von 24 Stunden bestimmte rhythmische Änderungen, die bei der gleichen Person regelmäßig nachweisbar sind. Sie sind dadurch bedingt, daß die beiden Anteile des vegetativen Systems, Sympathicus und Parasympathicus, zu verschiedenen Tageszeiten einen unterschiedlichen Einfluß auf den vegetativen Gesamttonus ausüben. Diese Verhältnisse wurden von PIRTKIEN mit einer Reihe von Methoden untersucht. Unter körperlichen und stärkeren geistigen Beanspruchungen sowie unter Medikamenteinwirkung konnten bestimmte vegetative Umstellungsreaktionen beobachtet werden. Es schien uns daher einer Untersuchung wert, eventuelle Änderungen der vegetativen Tagesrhythmik unter Geräuscheinwirkung zu studieren.

In Zusammenarbeit mit Herrn Dr. PIRTKIEN untersuchten wir zwei weibliche Probanden, deren vegetative 24-Stunden-Rhythmik aus mehrfachen Versuchen bekannt war. Es wurden jeweils zwei Tagesversuche unternommen. Der Versuch begann morgens um 9 Uhr und endete um 16.30 Uhr. Während dieser Zeit hatte sich die Versuchsperson völlig ruhig zu verhalten. Gemessen wurden der elastische Hautwiderstand, die Flimmerverschmelzungsfrequenz des Auges, die Sauerstoffsättigung des Blutes, die Pulsfrequenz und die Hautreflexion am rechten Unterarm. Am Morgen und am Nachmittag wurde zu einer vorher nicht bekannten Zeit eine Lärmphase von 30 Minuten Dauer mit einem intermittierenden Geräusch der Frequenz 2400 bis 4800 Hz und einer Lautstärke von 90 phon eingeschaltet. Überraschenderweise zeigte sich mit den vorgenannten Methoden keine deutliche Beeinflussung der vegetativen Rhythmik durch Lärmeinwirkung. Dieser Befund bestärkte uns in der Vermutung, daß die Lärmeinwirkung möglicherweise nur auf diskrete Bezirke vegetativ innervierter Organe einen Einfluß habe, eine Annahme, die durch die unter I. angeführten Resultate noch gestützt wurde.

III. Untersuchungen über den Einfluß von Lärm auf die Flimmerverschmelzungsfrequenz des Auges und auf die Hautreflexion

Obgleich die im vorangehenden Abschnitt geschilderten Versuche u.a. keinen Einfluß auf die Flimmerverschmelzungsfrequenz (FVF) erkennen ließen, haben wir diese Methode an einer Reihe weiterer Versuchspersonen gesondert durchgetestet. Der Grund hierfür war darin zu suchen, daß die Bestimmung der FVF schon längere Zeit eine größere Rolle gespielt hat bei der Suche nach Methoden zur Erfassung der zentralnervösen Belastung und Ermüdung. Aus der Literatur ist zu entnehmen, daß Änderungen der FVF nicht nur nach stärkeren körperlichen Anstrengungen, sondern auch nach konzentrierter geistiger Tätigkeit eintreten (ARNOLD und WACHHOLDER, BUSCH und WACHHOLDER, SIMONSON u. BROZEK, PIRTKIEN). Es ist dabei allerdings nicht gelungen, eine Beziehung zwischen der Größe der Belastung und der Höhe der Reaktion im FVF-Test zu finden. Dies liegt darin begründet, daß eine Reihe von physiologischen und psychischen Mechanismen auf die FVF Einfluß haben, die sie zum Teil verstärken bzw. abschwächen können.

Forschungsberichte des Wirtschafts- und Verkehrsministeriums Nordrhein-Westfalen

Wir untersuchten acht männliche Versuchspersonen mit einer Ausnahme an zwei verschiedenen Tagen in folgender Anordnung: Die Versuchsperson hatte sich während des ganzen Versuchs ruhig zu verhalten. Zur Messung diente ein Gerät, das nach dem diaskopischen Verfahren arbeitete. Die Versuchsperson hatte in einen abgedunkelten Kasten zu blicken, an dessen gegenüberliegender Wand eine Lichtquelle mit konstantgehaltener Lichtstärke sichtbar war. Eine vor der Lichtquelle angebrachte rotierende Scheibe mit vier ausgeschnittenen Sektoren erzeugte für das Auge eine bestimmte Anzahl von Lichtblitzen. Die Rotationsgeschwindigkeit der Scheibe wurde laufend höher reguliert, bis das Flimmern für das Auge der Versuchsperson in ein kontinuierliches Licht überging. Die Frequenz der Lichtblitze wurde in diesem Augenblick abgelesen. Die FVF wurde alle 3 Minuten gemessen, indem aus drei hintereinander gewonnenen Werten das Mittel gebildet wurde. Nach etwa 18 bis 20 Ruhemessungen wurde eine 30 Minuten dauernde Lärmbelastung mit einem weißen Geräusch von 3200 bis 6400 Hz und 90 Phon durchgeführt, die nach einer weiteren Ruhezeit von 45 bis 60 Minuten wiederholt wurde.

Wie aus den Abbildungen 6 und 7 zu ersehen ist, streuten die Ruhewerte mehr oder weniger stark um einen Mittelwert. Die Ergebnisse der insgesamt 15 Versuche sind aus der Tabelle 1 zu erkennen. Bei sieben Versuchen war keinerlei Beeinflussung der FVF unter Lärmeinfluß festzustellen. Nur in einem Fall zeigte sich eine reproduzierbare deutliche Senkung der FVF, die nach Aufhören der Lärmeinwirkung wieder auf das Ruheniveau einpendelte (Abb. 6).

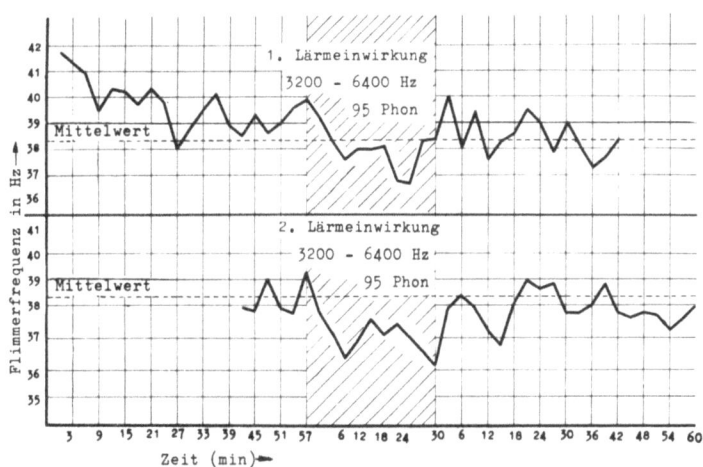

Abbildung 6

Reproduzierbare Senkung der FVF während zweimaliger Lärmeinwirkung

Nur zu einer einmaligen Senkung der FVF während der ersten oder zweiten
Lärmperiode kam es bei zwei Versuchen. Eine einmalig auftretende Steigerung wurde ebenfalls bei zwei Versuchspersonen beobachtet (Abb. 7).

Tabelle 1
Flickertest bei Lärmbelastung

↑ deutlicher Anstieg der FVF (↓) angedeutetes Absinken der FVF
↓ deutliches Absinken der FVF ∅ keine Beeinflussung

Name	1.Belastg.	2.Belastg.
1. Po. I. Versuch	∅	∅
II. Versuch	∅	(↓)
2. Gru. I. Versuch	(↓)	(↓)
3. Se. I. Versuch	∅	↓
II. Versuch	↓	↓
4. Wa. I. Versuch	(↓)	∅
II. Versuch	∅	∅
5. Sa. I. Versuch	∅	∅
II. Versuch	↓	∅
6. Wo. I. Versuch	("off"-Effekt)	∅
II. Versuch	∅	∅
7. Fri. I. Versuch	↑	∅
II. Versuch	∅	∅
8. Ste. I. Versuch	∅	↑
II. Versuch	∅	∅

Lediglich angedeutete Senkungen der FVF fanden wir bei drei Versuchspersonen. In einem Fall zeigte sich ein deutlicher "off"-Effekt, d.h. es kam nach Ausschalten des Lärms zu einer kurzzeitigen deutlichen Steigerung der FVF. Eine mehrphasige Reaktion der FVF, wie sie u.a. von WACHHOLDER u. Mitarb. beschrieben wurde, fanden wir in einem Fall (Abb. 7).

Unsere Versuchsergebnisse erlauben die Schlußfolgerung, daß eine stärkere Belastung des schallaufnehmenden Apparates nur bei wenigen, dafür disponierten Personen, und auch hier nur bei einer bestimmten vegetativen Ausgangslage zu einer Beeinflussung der FVF führt. So weit man es aus unseren Versuchen ablesen darf, kommt es, wenn überhaupt, unter Geräuscheinwirkung häufiger zu einer Senkung als zu einer Steigerung der FVF.

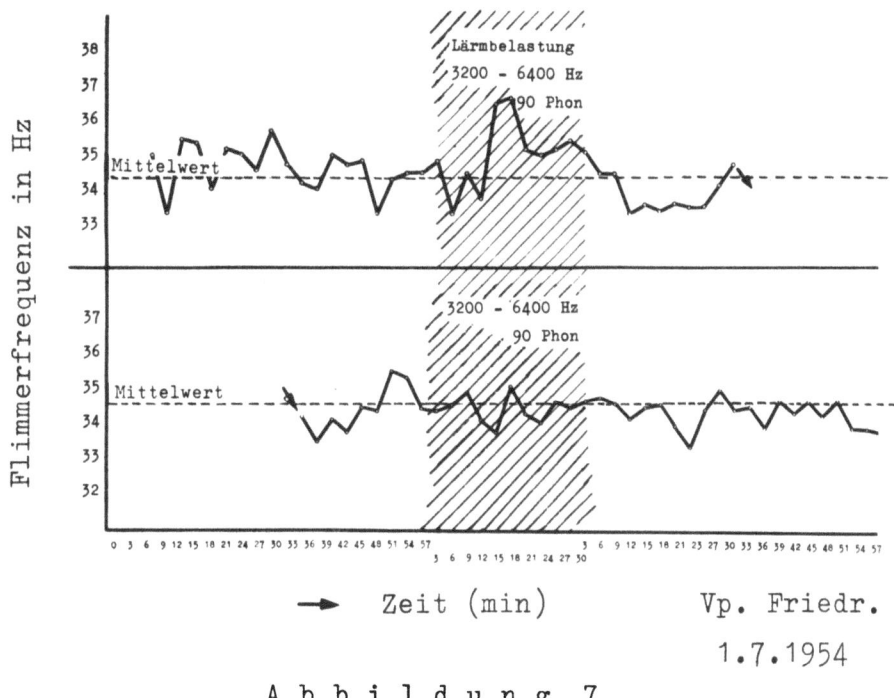

Abbildung 7
Einmalige Steigerung der FVF mit gegensätzlicher Nachschwankung

Praktisch das gleiche Resumée läßt sich aus den Ergebnissen der Hautreflexionsmessungen ziehen. Diese Untersuchungen wurden durchgeführt, um die Reaktion der Hautdurchblutung, d.h. im wesentlichen die Enger- oder Weiterstellung der Hautkapillaren in bestimmten Hautabschnitten zu beobachten. Wir benutzten dazu ein umgebautes Zeiss-Stufenphotometer, wie es von BRETT und THEISMANN angegeben wurde. 20 cm vor der Lichtquelle, die mit dem optischen System winklig angeordnet war, befand sich eine Platte. Diese war auf der linken Seite mit einem Loch von 2 cm Durchmesser versehen, durch das die entsprechende Hautpartie angestrahlt wurde. Auf der rechten Seite war eine weiße Porzellanscheibe als Standard befestigt. Gemessen wurde hauptsächlich mit dem Blaufilter L8. Der Versuchsablauf war ähnlich wie bei der Messung der FVF. Die Lärmeinwirkung betrug hier 10 Minuten und das Intervall zwischen den zwei Belastungen ca. 15 Minuten. Jeder Meßpunkt wurde aus fünf Einzelmessungen gemittelt. Gemessen wurde in mehreren Versuchen an der Stirn, da hier durch die Knochenunterlage besonders günstige Verhältnisse vorliegen, zum Teil auch am linken Unterarm und 5 cm oberhalb des Bauchnabels. Zwei der acht Versuchspersonen (Se. und Wo.) waren auch mit dem FVF-Test untersucht worden. Die Ergebnisse sind in der Tabelle 2 zusammengestellt. Eine deutlich reproduzierbare Abblassung der Stirnhaut bzw. der Bauchhaut wurde bei zwei Versuchspersonen nur je einmal gesehen

(Abb. 8 und 9). Zu einer regelmäßigen Auslösung der Kapillarreflexe an verschiedenen Tagen kam es bei keiner der acht Versuchspersonen. Die beiden männlichen Versuchspersonen Grü. und Se. waren in die Gruppe der vegetativ Labilen einzuordnen. Ersterer gab als Einziger eine zeitweilige subjektive Belästigung durch den Lärm an. Mit einer Ausnahme verliefen alle faßbaren Änderungen der Hautreflexion im Sinne einer Verminderung der Kapillardurchblutung.

Tabelle 2
Hautdurchblutung bei Lärmbelastung

↓ deutliches Absinken der Hautdurchblutung
(↓) angedeutetes Absinken der Hautdurchblutung
↑ deutlicher Anstieg der Hautdurchblutung
(↑) angedeuteter Anstieg der Hautdurchblutung
∅ keine Beeinflussung

Name		Stirn 1.Bel.	Stirn 2.Bel.	U-Arm 1.Bel.	U-Arm 2.Bel.	Bauchhaut 1.Bel.	Bauchhaut 2.Bel.
1. Som.	I. Versuch	∅	∅			↓	↓
	II. Versuch	∅	∅				
2. Gru.	I. Versuch	∅	(↓)	∅	∅	∅	∅
	II. Versuch	↓	↓				
3. Mu.	I. Versuch	(↓)	(↓)				
4. Se.	I. Versuch	∅	↓	∅	∅	(↓)	∅
	II. Versuch	∅	∅				
	III. Versuch	↓	∅				
5. Gru.	I. Versuch	∅	∅				
6. Bar.	I. Versuch	(↓)	(↓)			∅	∅
	II. Versuch	∅	∅			∅	∅
7. Sa.	I. Versuch	(↑)	↑			(↓)	↓
	II. Versuch	∅	∅			∅	(↓)
	III. Versuch	∅	∅				
8. Wo.	I. Versuch	∅	∅				

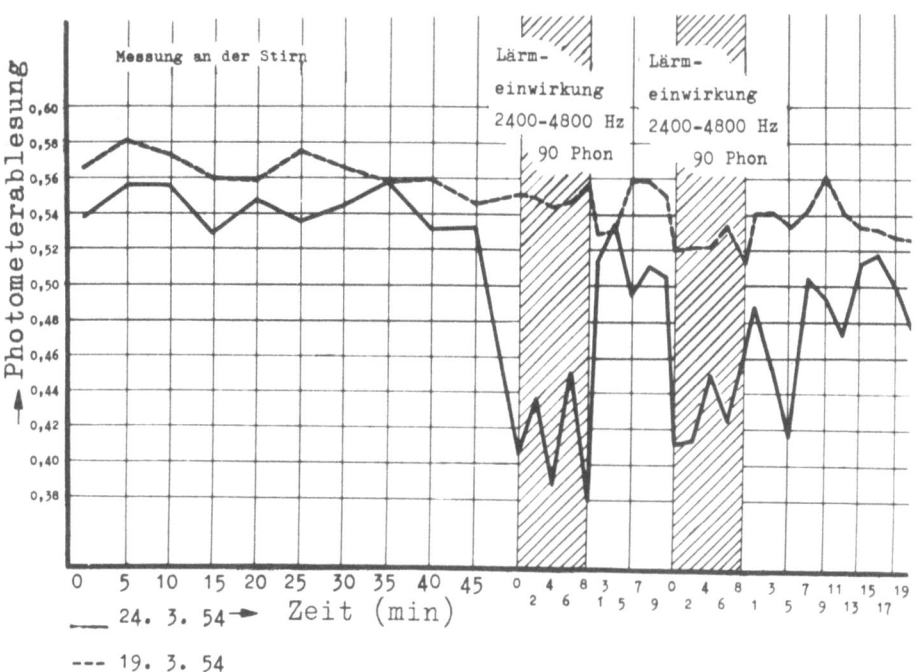

Abbildung 8

Unterschiedliche Beeinflussung der Durchblutung der
Stirnhaut an zwei verschiedenen Versuchstagen

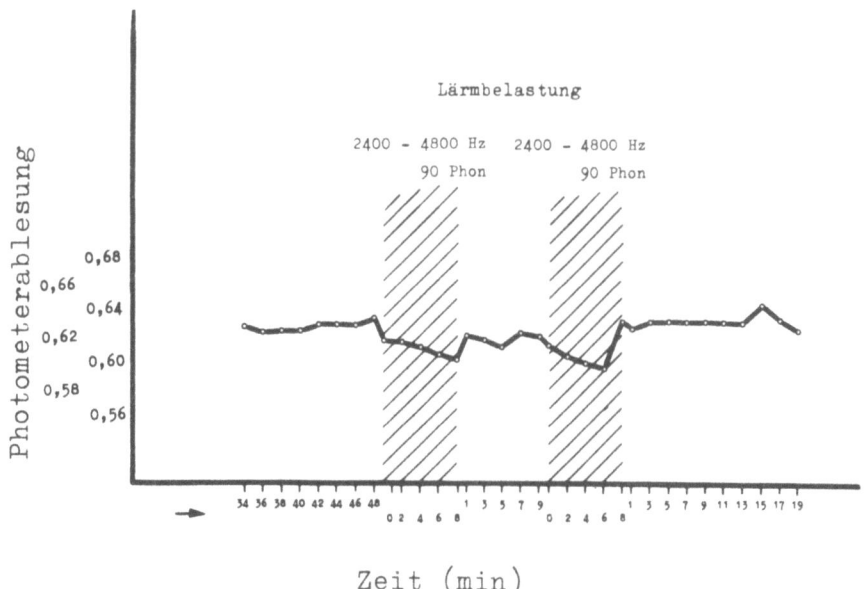

Abbildung 9

Verminderte Durchblutung der Bauchhaut bei
zweimaliger Lärmeinwirkung

Forschungsberichte des Wirtschafts- und Verkehrsministeriums Nordrhein-Westfalen

Zur Erklärung der sehr wechselhaften Ergebnisse bei der Messung der Hautreflexion gilt dasselbe, was oben zu den Resultaten des FVF-Testes gesagt wurde.

IV. Die Beeinflussung des Kreislaufsystems durch Geräuscheinwirkung

Wie schon im Kapitel I. angedeutet wurde, vermuteten wir, daß Kreislaufgrößen wie Blutdruck, Schlagvolumen und peripherer arterieller Strömungswiderstand wahrscheinlich am regelmäßigsten Veränderungen unter Lärmbelastung erfahren. Um diese Annahme weiter zu substanziieren, haben wir unsere folgenden Experimente auf die Untersuchung der Kreislaufverhältnisse abgestellt.

Wir haben zunächst, um eine grobe Orientierung über das zu erwartende Ausmaß der Kreislaufreaktionen auf Lärm zu bekommen, die Registrierung des sogenannten Ballistocardiogramms angewendet. Mit Hilfe dieser Methodik können Bewegungsimpulse aufgezeichnet werden, die dem Körper in waagerechter Lage durch die Herzrevolution und das Hinausschießen des Blutes in die Aorta mitgeteilt werden. Besonders in den USA ist dieses Verfahren seit den Publikationen STARRs und seiner Mitarbeiter neben dem Elektrocardiogramm zu einem vielfach angewendeten Hilfsmittel der Kreislaufdiagnostik geworden, das unter Berücksichtigung seiner Grenzen verwertbare Resultate geben kann. Von den drei Verfahren der Verschiebungs-, Beschleunigungs- und Geschwindigkeitsballistocardiographie haben wir uns für das letztere entschlossen, da es den geringsten Aufwand an aufnehmenden Apparaturen erfordert. Der elektromagnetische Aufnehmer entsprach im wesentlichen dem von DOCK und TAUBMAN angegebenen Prinzip, wie es auch von MANDELBAUM und MANDELBAUM verwendet wurde. Die Versuchsperson lag leicht bekleidet auf einem massiven Labortisch mit einer 3 1/2 cm dicken Platte. Um störende Erschütterungen von außen weitgehend abzufangen, stand der Tisch auf Gummiplatten. Über die Unterschenkel der Versuchsperson wurde eine Holzleiste gelegt und mit elastischen Bändern befestigt. Die Holzleiste trug auf der Mitte einen kräftigen Permanentmagneten. In einer Entfernung von 5 mm von dem einen Pol des Magneten befand sich an einem verschiebbaren Stativ eine Spule von 2 x 1000 Ohm auf einem leicht magnetisierten Eisenkern. Parallel zu den Spulen wurde ein Kondensator von 10 μF gelegt, um Fremdschwingungen zu dämpfen. Die Aufnehmerspulen standen ohne weitere Zwischenglieder mit einem Verstärkerkanal eines Atlas-EKG-Apparates EM 29a in Verbindung. Die Registrierung erfolgte auf EKG-Film mittels BRAUNscher Röhren. Zur Erzielung vergleichbarer Kurvenbilder war es bei dem geschilderten Aufnehmerprinzip natürlich notwendig, den Abstand des Permanentmagneten von den Spulen ständig nachzukontrollieren. Dies wurde anfangs durch Zwischenschieben einer entsprechend dicken Pertinaxplatte durchgeführt, später durch ein seitwärts angebrachtes einfaches Zeigersystem erleichtert.

STARRs Untersuchungen zielten darauf ab, mittels der Ballistocardiographie eine rasche Berechnung des Schlagvolumens zu erreichen. Da aber eine ganze Anzahl von Faktoren auf die ballistocardiographische Kurve Einfluß hat, ist man im allgemeinen davon abgekommen, das Ballistocardiogramm für quantitative Aussagen auszuwerten. Daher haben wir uns auch darauf beschränkt, nur qualitative Änderungen des Ballistocardiogramms zu registrieren. Wir beurteilten Veränderungen der Amplitude auf der Basis der jeweils eingeblendeten Eichzacke und ganz generell die eventuellen Unregelmäßigkeiten des Zackenkomplexes HIJK, ohne daß wir die Einzelzacken gesondert analysierten.

Wir untersuchten acht männliche Probanden. Nachdem wir in Vorversuchen ohne Lärmbelastung festgestellt hatten, daß bei waagerechter Lage über einen Zeitraum von 30 Minuten keine wesentlichen Änderungen im Ballistocardiogramm auftraten, begannen wir mit den Untersuchungen unter Geräuscheinwirkung. Nachdem das Ruheballistocardiogramm in fünf Messungen in minütlichen Abständen ermittelt war, wurde eine viertelstündliche Lärmbelastung mit einem weißen Geräusch von 3200 bis 6400 Hz bei 90 phon durchgeführt. Hierbei wurde das Ballistocardiogramm zehnmal kontrolliert. Anschließend wurde eine Ruhepause von 20 Minuten eingeschoben, während der die Versuchsperson sitzen durfte. Dann wurde der gleiche Versuch wiederholt.

Es zeigte sich, daß bei sieben Versuchspersonen durch die Lärmeinwirkung regelmäßig Änderungen der ballistocardiographischen Kurve auftraten. Im einzelnen waren die Ergebnisse folgendermaßen: Die Versuchspersonen Bart. und Sa. wurden insgesamt an je sieben verschiedenen Tagen einem Versuch unterworfen. Bei der Versuchsperson Bart. kam es jedesmal zu einer Abnahme der Kurvenamplitude und zu Unregelmäßigkeiten der HIJK-Zacken (Abb. 10 links). Die Versuchsperson Sa. reagierte nur dreimal mit einer Amplitudenverminderung, während sich bei den restlichen vier Experimenten keine Änderungen feststellen ließen. Dieselbe Versuchsperson zeigte auch später bei den noch zu beschreibenden Kreislaufanalysen nur einen geringen Einfluß der Lärmwirkung. Der Proband Se. wurde dreimal getestet und reagierte einmal mit einer Amplitudenerhöhung, zweimal mit einer Verkleinerung des Kurvenausschlages (Abb. 11).

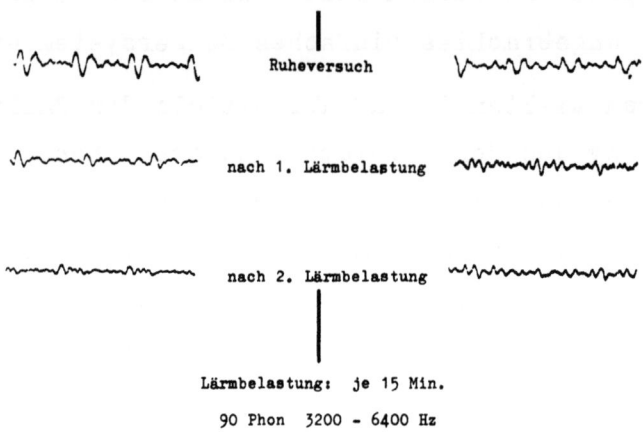

A b b i l d u n g 10

Veränderungen des Ballistocardiogramms durch Lärmeinfluß

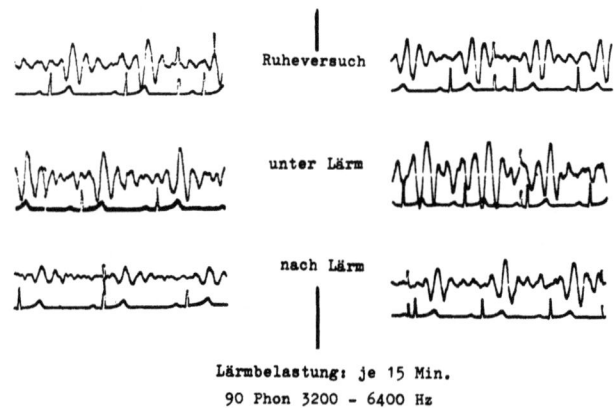

A b b i l d u n g 11

Gegensätzliches Verhalten des Ballistocardiogramms
an zwei verschiedenen Versuchstagen

Die übrigen fünf Versuchspersonen wurden je zweimal untersucht und zeigten eine Abnahme der Amplitude mit Ausnahme der Versuchsperson Wi., bei der einmal eine Amplitudenerhöhung zu finden war. Die Kurvenbilder der Versuchspersonen Li., Wi., Pa. und Wa. waren schon von vornherein unregelmäßig konfiguriert (Abb. 10 und 12). Es handelte sich hier um Männer zwischen 50 und 60 Jahren, bei denen arteriosklerotische, inbesondere coronarsklerotische Veränderungen vorlagen. Bei der Versuchsperson Li. fand sich darüber hinaus als Restzustand eines durchgemachten Vorderwandinfarktes eine Reizleitungsstörung im Sinne eines A.-V.-Blocks ersten Grades. Die an sich schon vorhandenen Unregelmäßigkeiten wurden durch die Lärmeinwirkung zum Teil noch vermehrt. Bei einem Teil der Versuche wurde gleichzeitig die Ableitung II des Elektrocardiogramms mitgeschrieben. Wie nicht anders zu erwarten, blieb das Elektrocardiogramm durch Lärm unbeeinflußt. Bei einem anderen Teil registrierten wir das Kinetocardiogramm in ähnlicher Weise, wie es EDDLEMAN und Mitarbeiter beschrieben haben. Dazu wurde ein Kristallaufnehmer mit seinem Eigengewicht auf die linke Brustwand aufgesetzt, auf einen Punkt, der der definierten Ableitungsstelle V4 des Brustwandelektrocardiogramms entsprach. Auf diese Weise registrierten wir die präcordialen Brustwandbewegungen in der Nähe des Herzspitzenstoßes. Auch hier traten keine Änderungen der Kurven durch den Lärmeinfluß zutage.

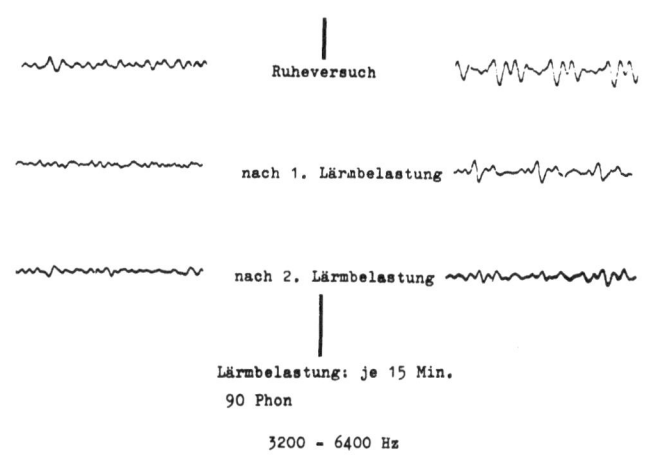

A b b i l d u n g 12

Veränderungen des Ballistocardiogramms durch Lärmeinfluß

Aus den Ergebnissen unserer ballistocardiographischen Untersuchungen können wir folgendes ableiten: Es ließ sich bestätigen, daß am Kreislaufsystem mit großer Regelmäßigkeit Reaktionen auf Lärmeinfluß demonstriert werden können. Es kam am häufigsten zu einer Verkleinerung der Amplitude. Daraus haben wir mit aller Reserve den Schluß gezogen, daß dies auf eine **Verminderung des Herzschlagvolumens und eine Zunahme des arteriellen**

Strömungwiderstandes zurückzuführen sei. Das gegenteilige Verhalten scheint seltener einzutreten. Unregelmäßigkeiten des ballistocardiographischen Zackenkomplexes wurden unter Lärm nur dann beobachtet, wenn sie schon a priori mehr oder weniger stark vorhanden waren. Es fiel uns auch bei diesen Versuchen auf, daß die subjektive Belästigung durch den Lärm praktisch gleich Null war. Lediglich die Versuchsperson Se. beantwortete unsere diesbezüglichen Fragen positiv. Auf diese sehr wichtige Feststellung wird später noch einzugehen sein.

Die ballistocardiographischen Befunde veranlaßten uns, ein intensiveres Studium der Kreislaufdynamik unter Geräuscheinfluß vorzunehmen. Es schien danach sehr lohnenswert, die verschiedenen Kreislaufgrößen Blutdruck, Schlagvolumen, arteriellen Strömungswiderstand, Pulsfrequenz u.a.m. mit einer geeigneten Methode getrennt zu untersuchen. Wir wählten dazu das von WEZLER und BÖGER angegebene Verfahren. Es handelt sich dabei um ein sogenanntes sphygmographisches Verfahren, für das folgende Meßwerte benötigt werden: Blutdruck, Pulswellengeschwindigkeit, Grundschwingung der Arteria femoralis, Aortenquerschnitt (entnommen aus der SUTERschen Tabelle). Wir haben uns zunächst darum bemüht, die nach dem üblichen Verfahren von RIVA-ROCCI-KOROTKOFF durchgeführte Blutdruckmessung zu automatisieren, um Ablesefehler, die bei der manuellen Bedienung des Blutdruckapparates unvermeidlich sind, auszuschalten (TAMM und DIECKMANN). Dazu konstruierten wir ein Dreiventilsystem, das durch eine elektrisch angetriebene Nockenscheibe so gesteuert wurde, daß alle 60 Sekunden die Blutdruckmanschette rasch auf einen vorher eingestellten Druck gebracht wurde, der dann langsam auf den eingestellten Minimaldruck absank. Durch ein drittes Ventil wurde anschließend die restliche Luft abgelassen und damit der Arm völlig entlastet. In der nachfolgenden Pause von 30 Sekunden konnten somit ohne Irritation des Kreislaufs die Pulse registriert werden. Um den Blutdruck elektrisch registrieren zu können, wurde in das Drucksystem der oben beschriebenen Apparatur eine Druckdose eingeschaltet, deren Membran mit einem Paar Dehnungsmeßstreifen gekoppelt war. Die Widerstandsänderungen der Dehnungsmeßstreifen wurden über eine Philips-Meßbrücke gegeben, anschließend durch zwei hintereinander geschaltete Gleichspannungsverstärker verstärkt und direkt auf eines der Kathodenstrahlrohre des Atlas-EKG-Gerätes geleitet. Es ergab sich eine entsprechend dem Druckabfall mit hinreichender Linearität absinkende Kurve. Durch einen einfachen, mit Relais arbeitenden

Druckmarkengeber wurden in diese Kurve bei 120 und 80 mm Hg zwei Druckmarken eingeblendet, die die Ablesung erleichterten. Der Pulston wurde gleichzeitig mit einem Kristallmikrofon über der Cubitalarterie aufgenommen und über ein Tieftonfilter auf den zweiten Verstärkerkanal des EKG-Gerätes gegeben. Die mit Hilfe dieser Apparatur gemessenen Blutdruckwerte waren sehr gut reproduzierbar. Wir haben später das Blutdruckregistriergerät vereinfacht, indem wir anstelle der Dehnungsmeßstreifen einen Druckmarkengeber konstruierten, der auf dem gleichen Prinzip basierte wie der von BRECHT und Mitarbeitern beschriebene. Alle 20 mm Hg wurde eine Druckmarke auf einen Kanal des EKG-Apparates gegeben mit Hilfe schrittweiser Kondensatorentladungen. Durch diese Vereinfachung umgingen wir auch die

Notwendigkeit einer zusätzlichen Meßbrücke und zweier Gleichspannungsverstärker. Dieses sehr vereinfachte Blutdruckregistrierprinzip bot außerdem den Vorteil einer rascheren Auswertungsmöglichkeit. Die Pulse wurden zentral über der Arteria subclavia und peripher über der Arteria femoralis in der Leistenbeuge abgenommen. Wir verwendeten Kristallmikrofone der Atlas-Werke. Die Aufnehmerköpfe wurden durch Gummiriemen am Körper fixiert. Die Versuchsanordnung ist schematisch in Abbildung 13 dargestellt.

Mit dieser Methode führten wir an 18 männlichen Probanden im Alter von 20 bis 64 Jahren insgesamt 92 Kreislaufanalysen durch. In Vorversuchen wurde wiederum festgestellt, daß die Werte für den arteriellen Strömungswiderstand und das Schlagvolumen sich in waagerechter Lage über einen Zeit-

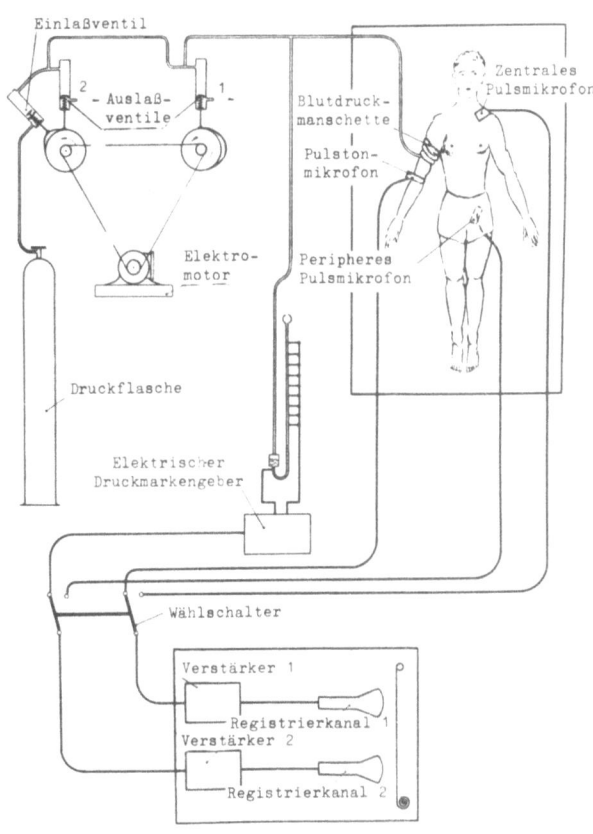

A b b i l d u n g 13
Schematische Darstellung der Versuchsanordnung zur Durchführung von Kreislaufanalysen

raum von 20 bis 30 Minuten nicht wesentlich änderten. Die eigentlichen Versuche unter Geräuschbelastung verliefen folgendermaßen: Nach einer vorangegangenen Akklimatisationsphase von 15 Minuten wurden die Kreislaufgrößen in Ruhe über 10 Minuten mehrfach gemessen. Anschließend wurde die Versuchsperson eine Stunde lang beschallt. Während der Beschallung wurden die Puls- und Blutdruckaufnehmer für 30 Minuten entfernt, und die Versuchsperson durfte so lange in einem Liegestuhl sitzen. Bis 45 Minuten nach Ende der Schalleinwirkung wurde in mehreren Messungen das Verhalten des Kreislaufs verfolgt. Wir verwendeten einmal ein weißes Geräusch von 3200 bis 6400 Hz, das bei 90, 70, 60 und zum Teil bei 80 phon geprüft wurde, weiterhin ein weißes Geräusch von 800 bis 1600 Hz, mit Lautstärken von 90 und 70 phon. Aus Tabelle 3 (Seite 32) ist ersichtlich, welche Frequenzen und Lautstärken bei den einzelnen Versuchspersonen angewendet wurden.

Die erzielten Ergebnisse bestätigen unsere oben geäußerten Vermutungen über die Wirkungen des Lärms auf den Kreislaufapparat. Im einzelnen zeigten die Kreislaufgrößen folgendes Verhalten. Während der einstündigen Lärmbelastung ließ der Blutdruck häufig eine Tendenz zur Einengung der Amplitude erkennen. Dies war in der Mehrzahl der Fälle durch einen Anstieg der

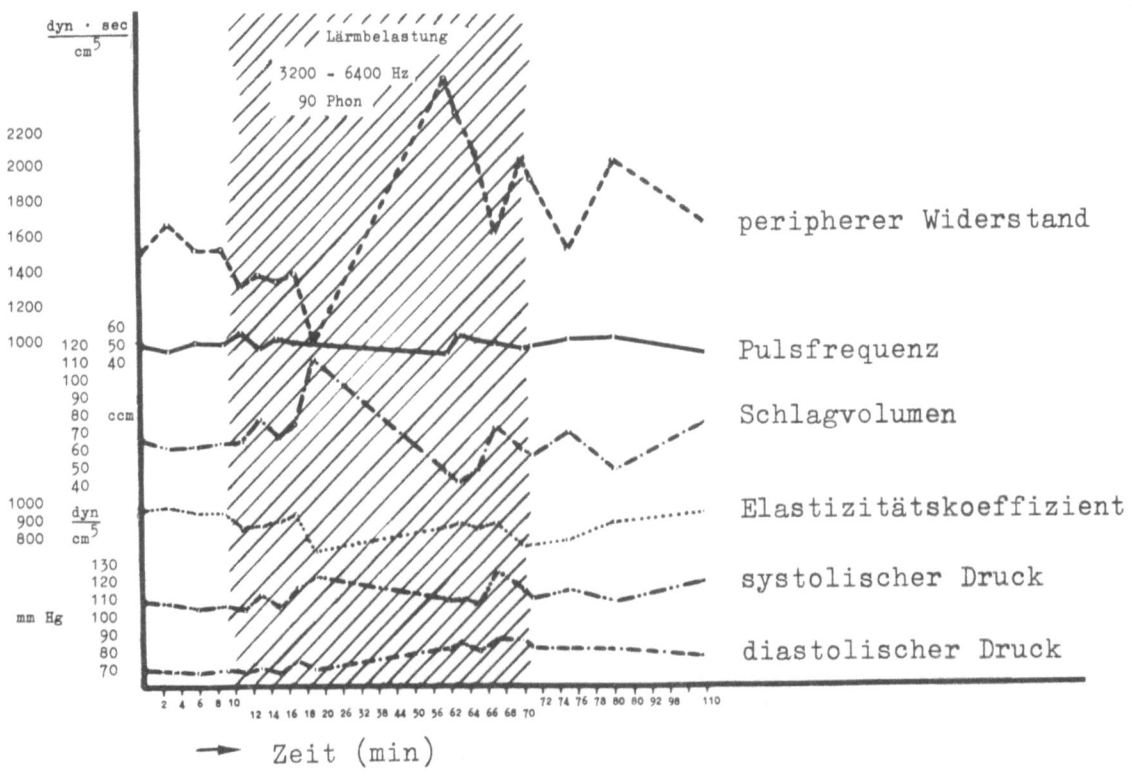

Abbildung 14
Kreislaufreaktionen bei 90 phon

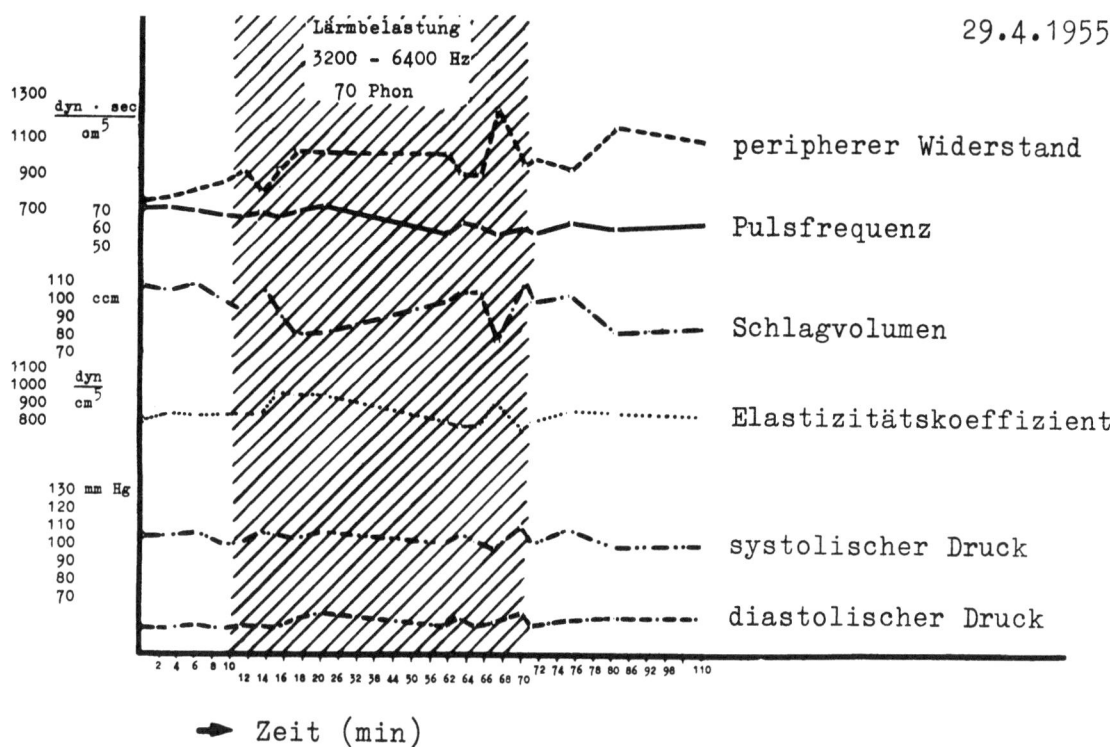

Abbildung 15

Geringere Kreislaufreaktionen der gleichen Vp. wie in
Abbildung 14 bei 70 phon

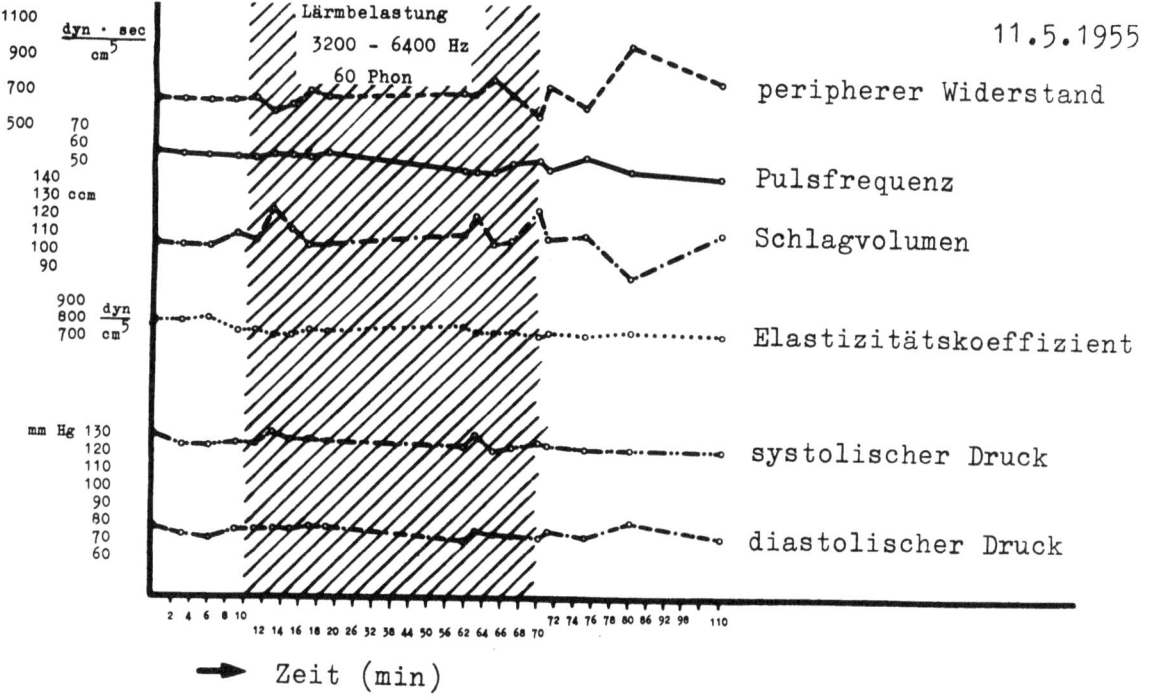

Abbildung 16

Nahezu fehlende Kreislaufreaktionen der gleichen
Vp. bei 60 phon

diastolischen Werte bedingt. Nicht selten war dieses Blutdruckverhalten besonders gegen Ende der Beschallung sichtbar, wie auch aus der Abbildung 14 hervorgeht.

Wie ebenfalls aus dieser Abbildung zu sehen ist, kamen auch an den Blutdruckwerten die Auswirkungen von Gegenregulationsmechanismen zur Geltung in Form von mehr oder weniger starken Schwankungen und vorübergehenden Erweiterungen der Amplitude.

Die Pulsfrequenz erfuhr durch die Lärmeinwirkung relativ geringe Änderungen. Meist war eine leichte Neigung zur Bradycardie erkennbar (vergleiche hierzu Abb. 15, 16, 17, 20 unten, 21 unten, 23 unten und 24). Zu einer dauernden Steigerung der Pulsfrequenz kam es in keinem Fall.

Besondere Bedeutung maßen wir dem Verhalten des Schlagvolumens und des peripheren Strömungswiderstandes bei. Es handelt sich hierbei um zwei grundlegende Größen der Kreislauffunktion. Wir haben daher auch die Wirkung von Geräuschen auf den Kreislauf an Hand der Änderungen von Schlagvolumen und peripherem Widerstand beurteilt. Es war dabei ohne Bedeutung, ob beide oder nur eine dieser Größen eine Beeinflussung erkennen ließen, da Änderungen von Schlagvolumen und Strömungswiderstand nicht unbedingt voneinander abhängig sind.

Ein ausgeprägter Effekt des Lärms ließ sich bei fast allen Probanden am peripheren Widerstand demonstrieren. Nur in einem Fall reagierte der Strömungswiderstand während der Beschallungsphase mit einer starken Verminderung (Abb. 17).

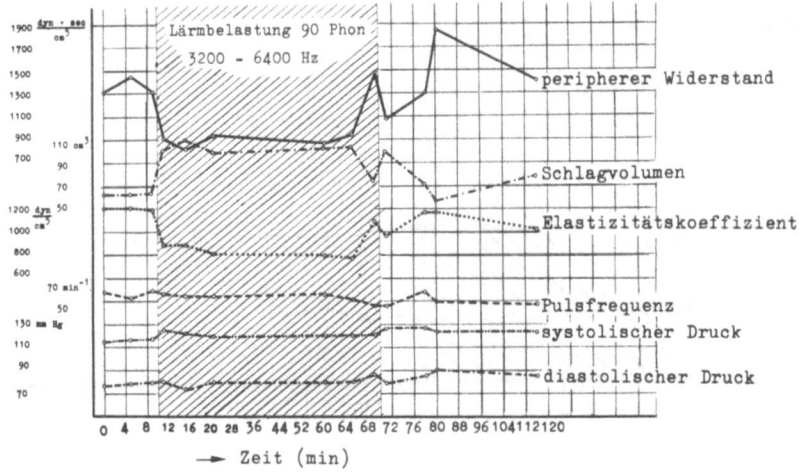

A b b i l d u n g   17

Abnahme des peripheren Widerstandes und Zunahme des Schlagvolumens unter Lärm

Abgesehen von dieser Ausnahme kam es mit großer Regelmäßigkeit zu einem Anstieg des peripheren Widerstandes (Abb. 14, 19, 20, 21, 22 und 23). Im wesentlichen ließen sich zwei verschiedene Reaktionsformen des Strömungswiderstandes unterscheiden. In dem einen Teil der Fälle traten die Änderungen relativ rasch während der ersten Hälfte der Beschallung auf und blieben meist die ganze Lärmperiode hindurch mit mehr oder weniger starken Schwankungen bestehen, wie es z.B. aus den Abbildungen 17, 19, 20 oben und 22 oben hervorgeht. Bei einer anderen Gruppe von Versuchspersonen kam es dagegen erst mit zunehmender Dauer der Schalleinwirkung zu einer deutlichen Abweichung des peripheren Widerstandes, wie man es aus den Abbildungen 14, 21, 22 unten und 23 entnehmen kann.

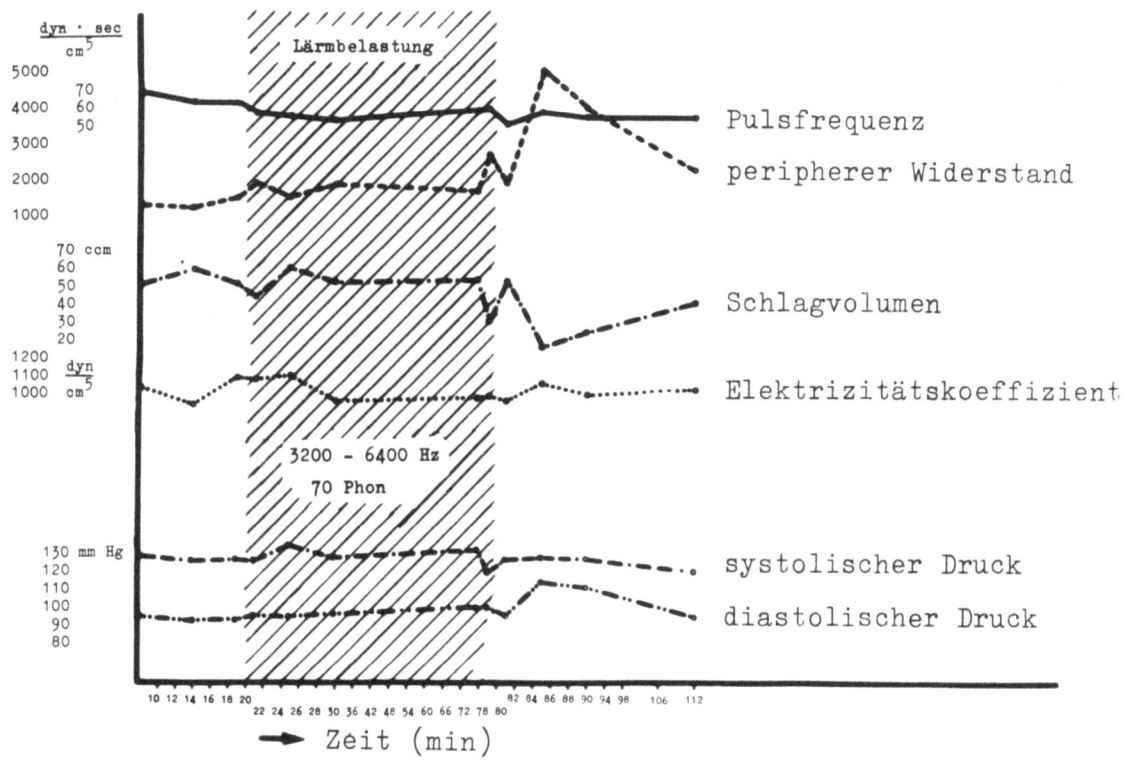

A b b i l d u n g   18

Gleiche Vp. wie Abbildung 17, aber geringere
Kreislaufreaktionen bei verminderter Lautstärke

Es muß hervorgehoben werden, daß es niemals nur beim Einsetzen des Lärms zu einer kurzfristigen Beeinflussung des Strömungswiderstandes im Sinne einer rasch vorübergehenden Schreckreaktion kam. Wenn eine Reaktion sichtbar war, blieb sie bis zum Ende der Beschallungsperiode nachweisbar. Die Veränderungen des Schlagvolumens konnten in vielen Fällen ebenfalls beträchtliche Ausmaße annehmen (vergleiche dazu die Abb. 14, 17, 20 oben und 22).

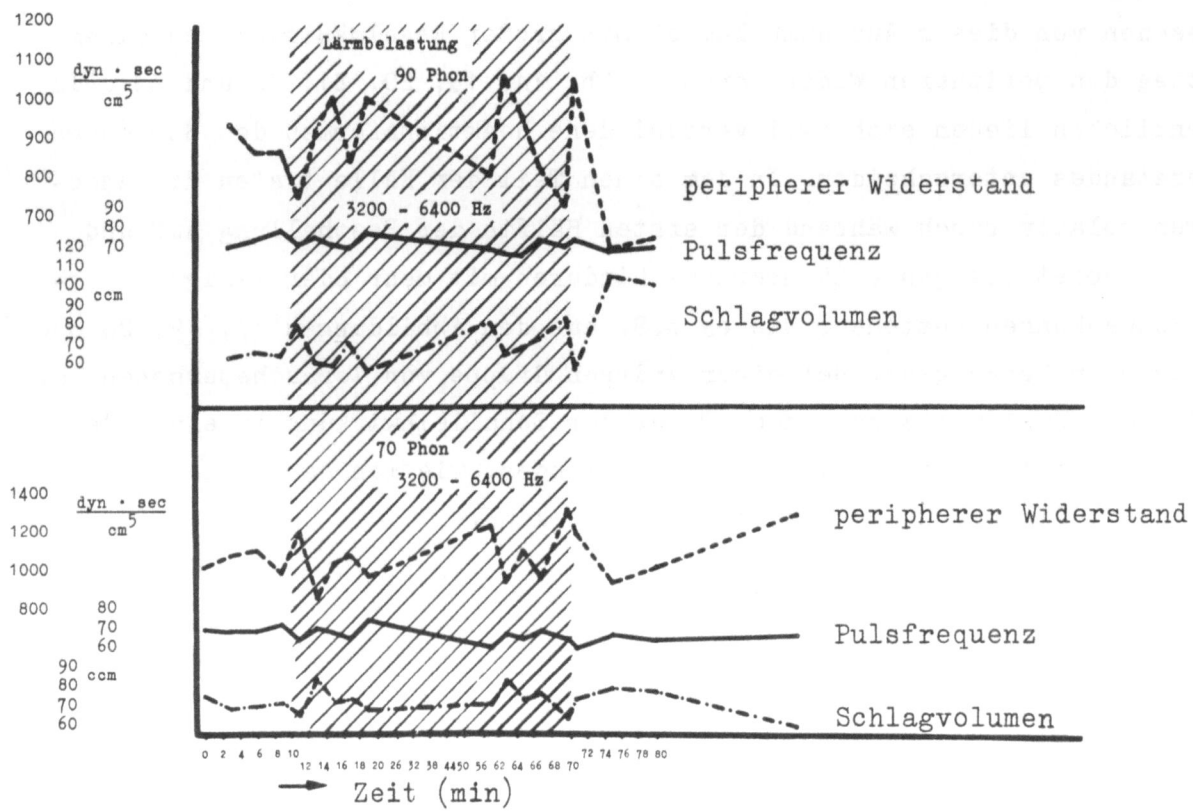

Abbildung 19
Stärke der Kreislaufreaktionen in Abhängigkeit
von der Lautstärke (hohe Frequenzen)

Die Größenordnungen, in denen sich die Änderungen des peripheren Widerstandes und des Schlagvolumens bewegten, entsprachen in vielen Fällen denjenigen, die man bei der Applikation gewisser kreislaufwirksamer Pharmaka beobachten kann. Die Richtung, in der in der Mehrzahl der Versuche die Kreislaufbeeinflussung erfolgte, ließ auf eine verminderte Durchblutung der Peripherie schließen.

Die Wirkung des Lärms auf den Kreislauf ließ sich bei dem gleichen Probanden oft erstaunlich gut an zwei verschiedenen Tagen reproduzieren. Aus der Abbildung 21 geht dies sehr deutlich hervor. Auch die Abbildung 22 kann hierzu als Beispiel dienen. Weiterhin ist aus dieser Abbildung ersichtlich, daß die beiden angewendeten Frequenzen sich in ihrer Kreislaufwirkung prinzipiell nicht unterschieden.

Da sich kein deutlicher Unterschied in der Wirkung eines Geräusches von 90 und 80 phon ergab (Abb. 23), wurde bei der Mehrzahl der Probanden sofort

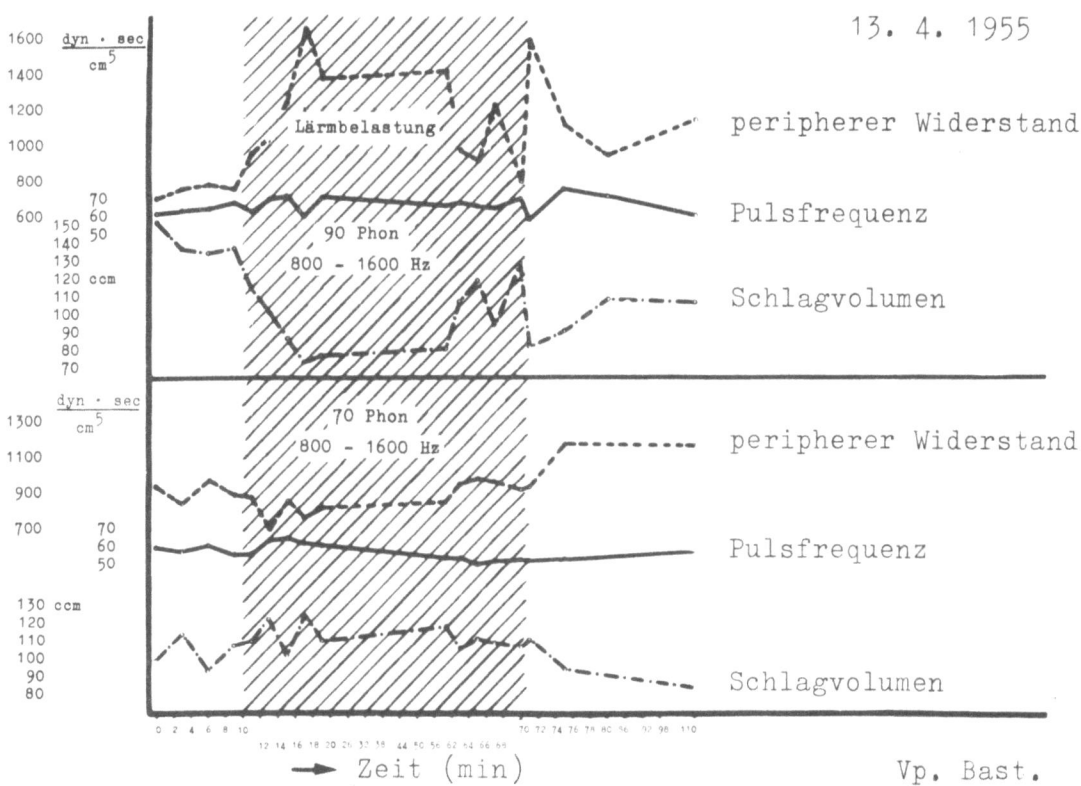

Abbildung 20
Stärke der Kreislaufreaktionen in Abhängigkeit
von der Lautstärke (niedrigere Frequenzen)

auf eine Beschallung mit einer Lautstärke von 70 phon übergegangen. Als außerordentlich wichtiger Befund muß die abnehmende Beeinflussung des Kreislaufs bei verminderter Lautstärke von 70 und 60 phon hervorgehoben werden. Durch einen Vergleich der Abbildungen 14, 15 und 16, 17 und 18, 19 und 20 wird diese Tatsache deutlich gemacht. Es war für uns nicht weiter verwunderlich, daß nicht bei allen Probanden diese Verringerung der Kreislaufbeeinflussung in gleichem Ausmaß nachzuweisen war. Auch hier spielte wieder die oben schon zitierte vegetative Ausgangslage eine entscheidende Rolle.

Das Verhalten der Kreislaufgrößen nach Beendigung der Geräuscheinwirkung beansprucht ebenfalls ein gewisses Interesse, obwohl es für die eigentliche Auswertung unberücksichtigt blieb. In nicht wenigen Fällen war beim abrupten Übergang von der Lärm- in die Ruhephase ein mehr oder weniger deutlicher "off-"Effekt zu sehen (Abb. 19 oben, 20 oben und besonders 24). Die plötzlich veränderten Umweltbedingungen verlangten auch hier eine erneute Anpassungsreaktion. Nicht selten war noch über eine längere Zeit-

Forschungsberichte des Wirtschafts- und Verkehrsministeriums Nordrhein-Westfalen

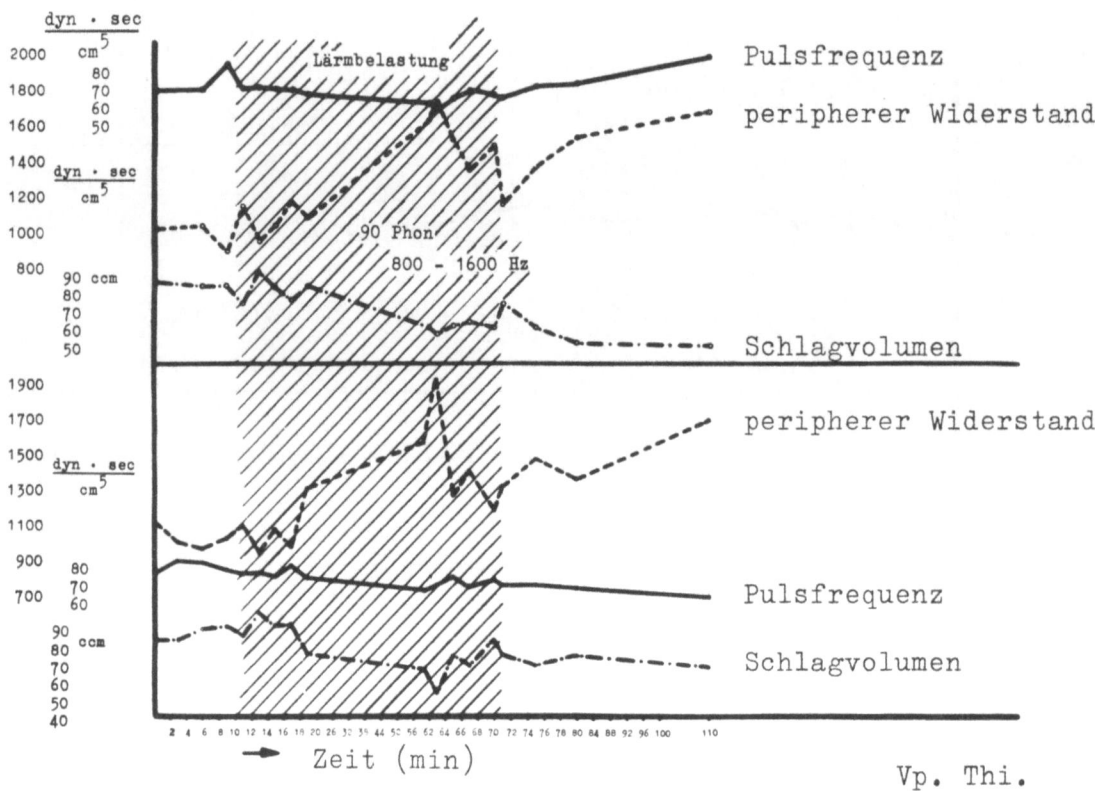

Abbildung 21

Reproduzierbares Verhalten des Kreislaufs
an zwei verschiedenen Tagen bei gleicher Lärmbelastung

spanne nach Aufhören der Lärmeinwirkung ein verändertes Niveau der Kreislaufgrößen feststellbar (Abb. 14, 18, 21, 22 und 23).

Um eine einwandfreie Grundlage für die Beurteilung der unter Lärm auftretenden Schwankungen der Kreislauffaktoren zu haben, wurden die Meßwerte nach statistischen Grundsätzen mit den Resultaten verglichen, die in einem Ruheversuch gewonnen wurden. Wie oben schon angedeutet, bewerteten wir einen Versuch positiv, auch wenn nur eine der beiden Größen, peripherer Strömungswiderstand oder Schlagvolumen, statistisch gesicherte Abweichungen im Vergleich zum Ruheversuch zeigte. Die Ergebnisse sind in der Tabelle 3 zusammengestellt. Aus der diagrammatischen Darstellung der Abbildung 25 geht hervor, daß, ausgedrückt in Prozent aller in den einzelnen Kategorien angestellten Versuche, bei einem weißen Geräusch von 3200 bis 6400 Hz und einer Lautstärke von 90 phon 88 %, von 80 phon 86 % und 70 phon ebenfalls 88 % aller Experimente eine statistisch signifikante Beeinflussung der Kreislaufwerte zeigten, während bei 60 phon eine Senkung auf 55 % eintrat. Bei einem weißen Geräusch von 800 bis 1600 Hz lagen die entsprechenden Zahlen für 90 phon bei 72 % und für 70 phon bei 80 %. Eine Lautstärke von 60 phon war bei diesem Geräusch nicht mehr einwandfrei zu produzieren. Da aber auch hier bei 70 phon noch keine Verminderung der Kreislaufbeeinflussung eintrat, dürfen wir für dieses Geräusch die gleichen Verhältnisse annehmen wie für das vorgenannte.

Eine gelegentliche subjektive Belästigung durch den Lärm äußerte nur der Proband Viel., der objektiv verhältnismäßig schwache Reaktionen zeigte.

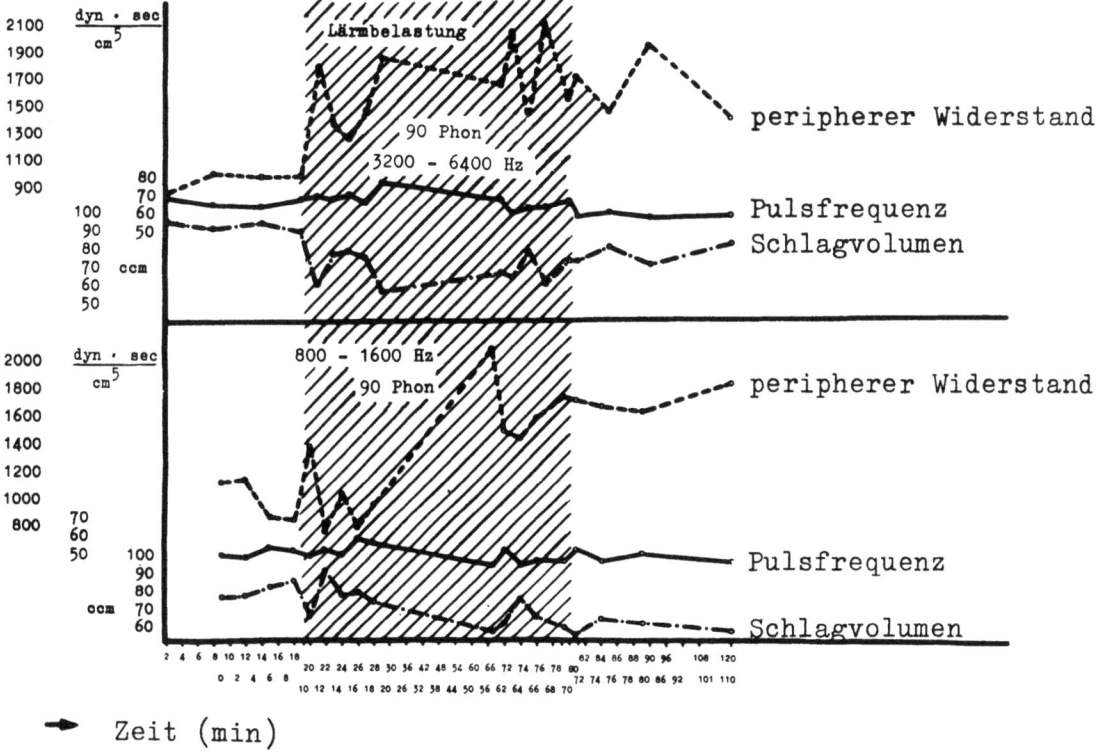

A b b i l d u n g   22

Ähnliche Reaktionen einer Vp. bei Lärmbelastung
mit verschiedenen Frequenzbereichen

Tabelle 3

Kreislaufanalysen unter Lärm

∅ Keine Beeinflussung

+ Statistisch gesicherte Abweichungen von Schlagvolumen <u>oder</u> Strömungswiderstand

++ Statistisch gesicherte Abweichungen von Schlagvolumen <u>und</u> Strömungswiderstand

			3200 - 6400 Hz				800 - 1600 Hz		
			90 Phon	80 Phon	70 Phon	60 Phon	90 Phon	80 Phon	70 Phon
1	Har.	1.Vers.	+						
		2.Vers.	+						
2	Strä.	1.Vers.	∅		∅				
		2.Vers.	+ +						
3	Viel.		+		+				
4	Thi.	1.Vers.	+ +		+ +		+ +		+ +
		2.Vers.	+ +		+ +		+ +		
5	Pla.	1.Vers.	+ +	+	+ +				
		2.Vers.	+ +						
6	Rei.	1.Vers.	+ +	+ +	+ +				
		2.Vers.	+ +						
7	Lie.	1.Vers.	+ +	+	+				
		2.Vers.	+						
8	Vo.	1.Vers.	∅	+	∅	∅			
		2.Vers.	+						
9	Wo.	1.Vers.	+	+ +	+ +	∅			
		2.Vers.	+						
		3.Vers.	+						
10	Ba.		+		+ +	+ +	+ +		+
11	Ku.	1.Vers.	+	+	+ +	+	+ +	+	
		2.Vers.	+ +						
12	Va.		+ +		+ +	+ +	+ +		+ +
13	Mer.		+ +		+	+	+ +		+
14	Blo.		+ +		+	∅	+ +		+
15	Mau.	1.Vers.	+ +		+	∅	∅		+ +
		2.Vers.	+ +						
16	Wi.	1.Vers.	∅	∅	+	∅	∅	∅	+
		2.Vers.	+ +				+		∅
		3.Vers.	∅						
17	Sa.	1.Vers.	+		+	+	∅		+
		2.Vers.	+ +						
18	Nog.		+		+	+ +	+ +		∅

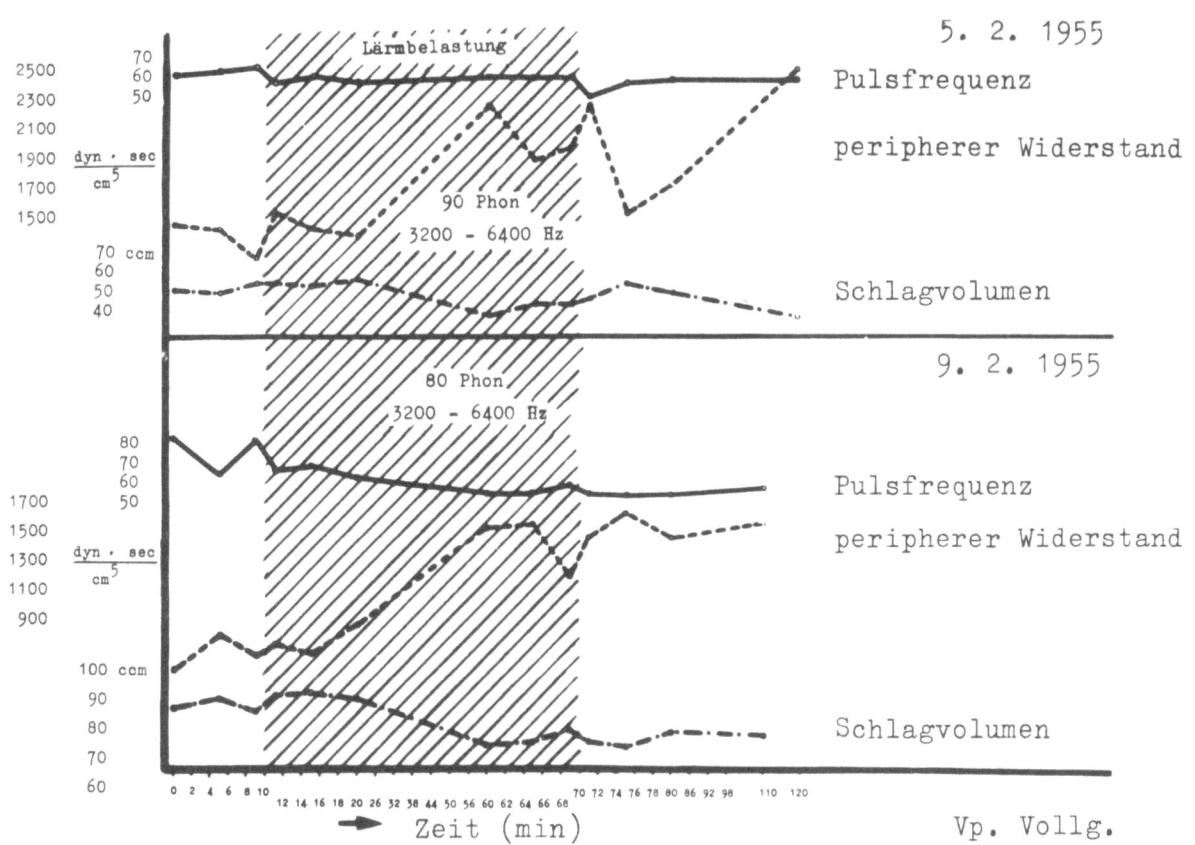

Abbildung 23

Gleiches Kreislaufverhalten bei Lautstärken von 90 und 80 phon

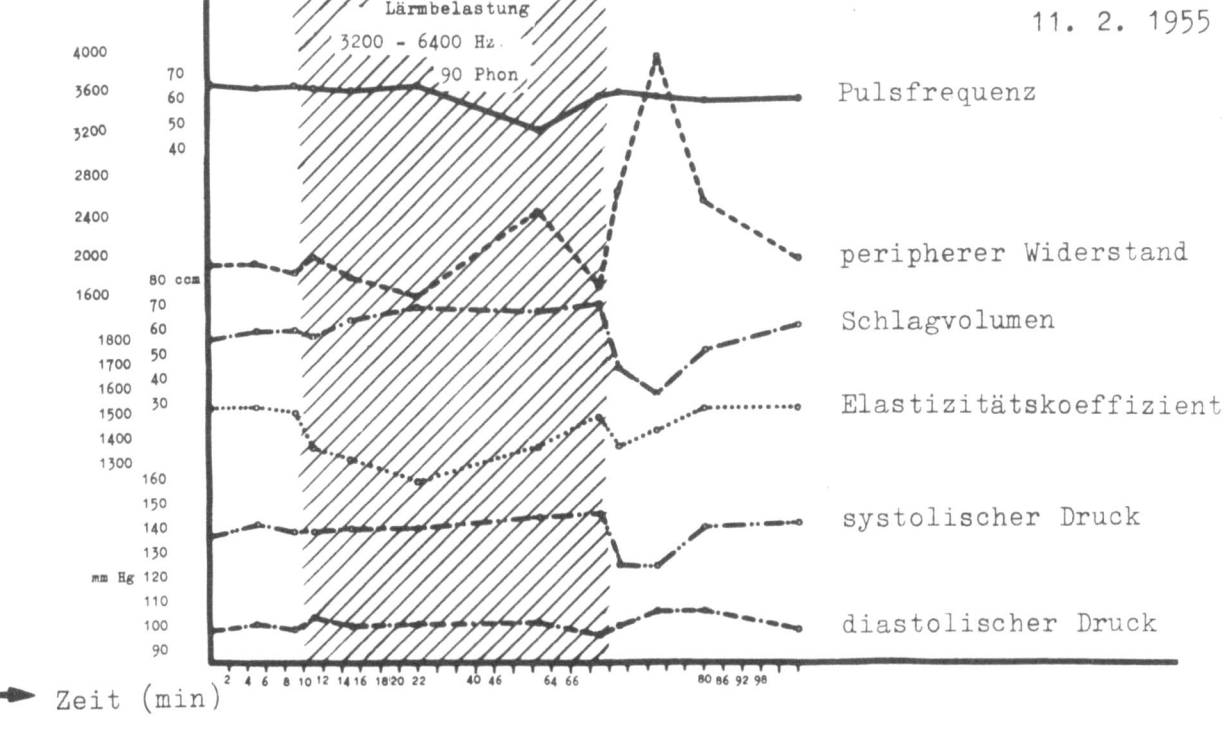

Abbildung 24

Deutlich ausgeprägter "off-Effekt nach Beendigung der Lärmbelastung

Forschungsberichte des Wirtschafts- und Verkehrsministeriums Nordrhein-Westfalen

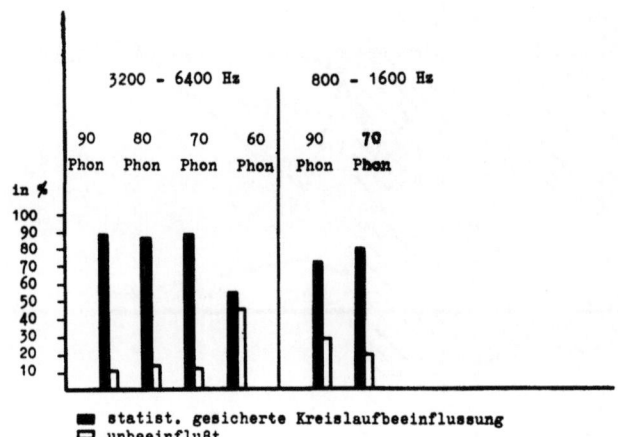

Abbildung 25
Durchschnittliche Häufigkeit des Auftretens von
Kreislaufreaktionen bei Lärmbelastung

D. Zusammenfassende Besprechung der Ergebnisse

Die in den vorstehenden Kapiteln beschriebenen Versuche bestätigen erneut die schon bekannte Tatsache, daß Geräuscheinwirkungen einen Einfluß auf das vegetative Nervensystem haben können. Es bleibe dahingestellt, ob diese Wirkungen ausschließlich über das Gehörorgan und seine Nervenbahnen wirksam werden.

Auffällig war zunächst die Feststellung, daß es nicht gleichgültig zu sein scheint, an welchen Organen man die Reaktionen des vegetativen Systems studiert. Dies mag einmal daran liegen, daß der Lärmeinfluß eine zu geringe "Penetrationskraft" hatte, um den vegetativen Tonus des betreffenden Organs zu verändern. Andererseits ist auch in Betracht zu ziehen, daß die verfügbaren Methoden möglicherweise zu unempfindlich waren und eine schon an sich große Streubreite hatten. Abgesehen von diesen Einwänden fanden wir, daß von allen vegetativ innervierten Organsystemen der Kreislauf am regelmäßigsten mit meßbaren Änderungen verschiedener Größen auf Lärmeinwirkung reagierte.

Die Wirkung auf das Kreislaufsystem war bei Lautstärken von 90 und 80 phon schon von überraschender Stärke. Zwar waren die Ausschläge bei 70 phon rein visuell betrachtet schon geringer; sie waren jedoch, verglichen mit den Ruheversuchen, noch in statistisch signifikanter Weise verändert. Erstaunlicherweise zeigte sich erst bei einer Lautstärke von 60 phon eine stärkere Annäherung an die Verhältnisse beim Ruheversuch. Man wird daher bei der Festlegung der noch erlaubten Lautstärke sehr strenge Maßstäbe anlegen müssen, wenn man die Kreislaufwirkung als Kriterium wählt. Die Kreislaufreaktion eines ruhenden Menschen auf Lärm besteht auf Grund unserer Ergebnisse in der überwiegenden Mehrzahl darin, daß es zu einer Erhöhung des peripheren Strömungswiderstandes mit entsprechender Einengung der Blutdruckamplitude, zu einer Verringerung des Schlagvolumens und zu einer gewissen Bradycardie kommt. Diese Kreislaufeinstellung würde bis zu einem bestimmten Grade einer Arterenolwirkung entsprechen. Eine im Prinzip ähnliche, nur stärker ausgeprägte Kreislaufreaktion ist beim Spannungskollaps im Sinne einer "Zentralisation" des Kreislaufs bekannt. In der Peripherie kommt es bei einem derartigen Kreislaufverhalten zu einer verminderten Durchblutung. Wenn die Organdurchblutung durch Altersveränderungen oder krankhafte Störungen an sich schon herabgesetzt ist, kann eine Verstärkung dieses Zustandes durch Lärmeinwirkung unerwünschte Folgen haben. Eine Bestätigung finden diese sehr ernst zu nehmenden Konsequenzen in einer großen Umfrage des Deutschen Arbeitsringes für Lärmbekämpfung an die größeren Krankenanstalten der Bundesrepublik Deutschland. Danach haben Lärmeinflüsse eine besonders störende Wirkung auf den Heilverlauf bei Kreislauferkrankungen und frisch Operierten.

Eine andere Tatsache, die uns bemerkenswert erscheint, ist die, daß nur ein verschwindend geringer Teil der Versuchspersonen eine subjektive Belästigung durch die Geräuscheinflüsse angab. Kreislaufreaktionen waren aber bei jedem Probanden zu beobachten. Hieraus darf man den Schluß ziehen, daß bei gewissen Lautstärken vegetative Reaktionen, insbesondere Kreislaufreaktionen ausgelöst werden, ohne daß eine negative Einstellung zu dem Geräusch vorhanden zu sein braucht (LEHMANN). Dies bedeutet, daß ein Mensch wohl in der Lage ist, den Geräuscheinfluß aus der Bewußtseinssphäre zu verdrängen, daß er dagegen nicht imstande ist, gleichzeitig auch das vegetative Nervensystem gegen die Geräuscheinwirkung abzuschirmen. Der Lärm ist also ungeachtet der subjektiven Indolenz eine Belastung, an die sich der Organismus immer wieder anpassen muß. Es scheint daher im strengen Sinne keine Lärmgewöhnung zu geben.

Für die Praxis hätte dieser Befund die größte Bedeutung. Man darf annehmen, daß auch die Arbeiter in Lärmbetrieben trotz ihrer subjektiven Gewöhnung an den Lärm täglich erneut einer zusätzlichen Belastung ihrer vegetativen Funktionen ausgesetzt sind. Eine andere praktisch wichtige Frage wäre die mögliche Beeinträchtigung der Verkehrssicherheit durch starken Lärm.

Die Auslösung und der Ablauf vegetativ gesteuerter Reaktionen durch Umwelteinflüsse sind normale Vorgänge, die der Erhaltung und Förderung des Lebens dienen. Werden jedoch derartige Reflexe übermäßig häufig provoziert, wie es unter Lärm der Fall zu sein scheint, so können sie in falsche Bahnen gelenkt werden. Es kann schließlich zu Fehlsteuerungen und möglicherweise zu manifesten Organstörungen kommen.

Abgesehen von Gehörschäden durch Lärm wird man jedoch so gut wie niemals den Geräuschfaktor als alleinige Ursache anderer körperlicher Störungen anschuldigen können. Er wird immer nur Teil eines Ursachenbündels sein. Das Ausmaß der von uns gefundenen Kreislaufreaktionen erlaubt jedoch die Annahme, daß der Lärm von bestimmten Lautstärken ab eine beachtliche Rolle bei der Auslösung nervöser und somatischer Störungen spielen kann.

Prof. Dr. med. G. LEHMANN, Dortmund
Dr. med. J. TAMM, Dortmund

E. Literaturverzeichnis

ARNOLD, H. und K. WACHHOLDER	Arbeitsphysiol. 15, 139 (1953)
BRECHT, K. und H. BOUCKE	Klin.Wschr. 1953, 668
BRETT, R. und H. THEISMANN	Arch.exper.Path.u.Pharmakol. 220, 437 (1953)
BUSCH, G. und K. WACHHOLDER	Arbeitsphysiol. 15, 149 (1953)
DAVIS, R.C.	J.exper.Psychol. 15, 108 (1932)
DOCK, W. und F. TAUBMAN	Amer.J.Med. 7, 751 (1949)
EDDLEMAN, E.E., K. WILLIS, T.J. REEVES und T.R. HARRISON	Circulation 8, 269 (1953)
KARRASCH, K.	Zbl.Arb.Wiss. 6, 177 (1952)
KENNEDY, F.	N.Y.St. J.Med. 36, 1927 (1936)
LAIRD, D.A.	J.Nat.Inst.Indust.Psychol. 4, 251 (1928)
LEHMANN, G. und H. MICHAELIS	Arbeitsphysiol. 11, 376 (1941)
LEHMANN, G.	Universitas 9, 961 (1954)
LEHMANN, G.	Lärmbekämpfung. Nr. 1 der Schriftenreihe des Deutschen Arbeitsringes für Lärmbekämpfung. Gilde-Verlag Alfeld-Leine 1955
LEHMANN, G.	Arbeitsgemeinschaft für Forschung des Landes Nordrhein-Westfalen: Karl Arnold-Festschrift 1955 Westdeutscher Verlag Köln und Opladen
MANDELBAUM, H. und R.A. MANDELBAUM	Circulation 3, 663 (1951)
MARULLI, A.	Giorn. Med.Milit. 85, 127 (1937)
MORGAN, J.J.B.	Arch.Psychol. N.Y. 1916, No.35
PIRTKIEN, R.	Verhandl.d.Dtsch.Ges.f.Inn.Med. Wiesbaden 1955
SIMONSON, E. und J. BROZEK	Physiol. Rev. 32, 349 (1952)
SMITH, E.L. und D.A. LAIRD	J.Acoust.Soc.Am. 2, 94 (1930)
STARR, I., A.J. RAWSON, H.A. SCHROEDER und N.R. JOSEPH	Amer.J.Physiol. 127, 1 (1939)
STEVENS, MILLER und WEINER	Psycholog.Lab. Harvard Unit OSRD Rep. No. 32, Dec.1941
TAMM, J. und D. DIECKMANN	unveröffentl. Daten
UGLOW, W., A. MARTISCHENJA und A. GOLDBERG	Arbeitsphysiol. 9, 387 (1937)
WEZLER, K. und A. BÖGER	Erg.Physiol. 41, 292 (1939)
WILDER, J.	Zschr.ges.Neurol.u.Psychiatr. 137, 317 (1931)

FORSCHUNGSBERICHTE DES WIRTSCHAFTS- UND VERKEHRSMINISTERIUMS NORDRHEIN-WESTFALEN

Herausgegeben von Staatssekretär Prof. Leo Brandt

HEFT 1
Prof. Dr.-Ing. E. Flegler, Aachen
Untersuchungen oxydischer Ferromagnet-Werkstoffe
1952, 20 Seiten, DM 6,75

HEFT 2
Prof. Dr. W. Fuchs, Aachen
Untersuchungen über absatzfreie Teeröle
1952, 32 Seiten, 5 Abb., 6 Tabellen, DM 10,—

HEFT 3
Techn.-Wissenschaftl. Büro für die Bastfaserindustrie, Bielefeld
Untersuchungsarbeiten zur Verbesserung des Leinenwebstuhls
1952, 44 Seiten, 7 Abb., 3 Tabellen, DM 12,50

HEFT 4
Prof. Dr. E. A. Müller und Dipl.-Ing. H. Spitzer, Dortmund
Untersuchungen über die Hitzebelastung in Hüttebetrieben
1952, 28 Seiten, 5 Abb., 1 Tabelle, DM 9,—

HEFT 5
Dipl.-Ing. W. Fister, Aachen
Prüfstand der Turbinenuntersuchungen
1952, 40 Seiten, 30 Abb., 3 Schaltbilder, DM 1,—

HEFT 6
Prof. Dr. W. Fuchs, Aachen
Untersuchungen über die Zusammensetzung und Verwendbarkeit von Schwelteerfraktionen
1952, 36 Seiten, DM 10.50

HEFT 7
Prof. Dr. W. Fuchs, Aachen
Untersuchungen über emsländisches Petrolatum
1952, 36 Seiten, 1 Abb., 17 Tabellen, DM 10,50

HEFT 8
M. E. Meffert und H. Stratmann, Essen
Algen-Großkulturen im Sommer 1951
1953, 52 Seiten, 4 Abb., 20 Tabellen, DM 9,75

HEFT 9
Techn.-Wissenschaftl. Büro für die Bastfaserindustrie, Bielefeld
Untersuchungen über die zweckmäßige Wicklungsart von Leinengarnkreuzspulen unter Berücksichtigung der Anwendung hoher Geschwindigkeiten des Garnes
Vorversuche für Zetteln und Schären von Leinengarnen auf Hochleistungsmaschinen
1952, 48 Seiten, 7 Abb., 9,25

HEFT 10
Prof. Dr. W. Vogel, Köln
„Das Streifenpaar" als neues System zur mechanischen Vergrößerung kleiner Verschiebungen und seine technischen Anwendungsmöglichkeiten
1953, 20 Seiten, 6 Abb., DM 4,50

HEFT 11
Laboratorium für Werkzeugmaschinen und Betriebslehre, Technische Hochschule Aachen
1. Untersuchungen über Metallbearbeitung im Fräsvorgang mit Hartmetallwerkzeugen und negativem Spanwinkel
2. Weiterentwicklung des Schleifverfahrens für die Herstellung von Präzisionswerkstücken unter Vermeidung hoher Temperaturen
3. Untersuchungen von Oberflächenveredlungsverfahren zur Steigerung der Belastbarkeit hochbeanspruchter Bauteile
1953, 80 Seiten, 61 Abb., DM 15,75

HEFT 12
Elektrowärme-Institut, Langenberg (Rhld.)
Induktive Erwärmung mit Netzfrequenz
1952, 22 Seiten 6 Abb., DM 5,20

HEFT 13
Techn.-Wissenschaftl. Büro für die Bastfaserindustrie, Bielefeld
Das Naßspinnen von Bastfasergarnen mit chemischen Zusätzen zum Spinnbad
1953, 52 Seiten, 4 Abb., 19 Tabellen, DM 10,—

HEFT 14
Forschungsstelle für Acetylen, Dortmund
Untersuchungen über Aceton als Lösungsmittel für Acetylen
1952, 64 Seiten, 10 Abb., 26 Tabellen, DM 12,25

HEFT 15
Wäschereiforschung Krefeld
Trocknen von Wäschestoffen
1953, 48 Seiten, 14 Abb., 2 Tabellen, DM 9,—

HEFT 16
Max-Planck-Institut für Kohlenforschung, Mülheim a. d. Ruhr
Arbeiten des MPI für Kohlenforschung
1953, 104 Seiten, 9 Abb., DM 17,80

HEFT 17
Ingenieurbüro Herbert Stein, M.-Gladbach
Untersuchung der Verzugsvorgänge in den Streckwerken verschiedener Spinnereimaschinen. 1. Bericht: Vergleichende Prüfung mit verschiedenen Dickenmeßgeräten
1952, 36 Seiten, 15 Abb., DM 8,—

HEFT 18
Wäschereiforschung Krefeld
Grundlagen zur Erfassung der chemischen Schädigung beim Waschen
1953, 68 Seiten, 15 Abb., 15 Tabellen, DM 12,75

HEFT 19
Techn.-Wissenschaftl. Büro für die Bastfaserindustrie, Bielefeld
Die Auswirkung des Schlichtens von Leinengarnketten auf den Verarbeitungswirkungsgrad, sowie die Festigkeit und Dehnungsverhältnisse der Garne und Gewebe
1953, 48 Seiten, 1 Abb., 9 Tabellen, DM 9,—

HEFT 20
Techn.-Wissenschaftl. Büro für die Bastfaserindustrie, Bielefeld
Trocknung von Leinengarnen I
Vorgang und Einwirkung auf die Garnqualität
1953, 62 Seiten, 18 Abb., 5 Tabellen, DM 12,—

HEFT 21
Techn.-Wissenschaftl. Büro für die Bastfaserindustrie, Bielefeld
Trocknung von Leinengarnen II
Spulenanordnung und Luftführung beim Trocknen von Kreuzspulen
1953, 66 Seiten, 22 Abb., 9 Tabellen, DM 13,—

HEFT 22
Techn.-Wissenschaftl. Büro für die Bastfaserindustrie, Bielefeld
Die Reparaturanfälligkeit von Webstühlen
1953, 28 Seiten, 7 Abb., 5 Tabellen, DM 5,80

HEFT 23
Institut für Starkstromtechnik, Aachen
Rechnerische und experimentelle Untersuchungen zur Kenntnis der Metadyne als Umformer von konstanter Spannung auf konstanten Strom
1953, 52 Seiten, 20 Abb., 4 Tafeln, DM 9,75

HEFT 24
Institut für Starkstromtechnik, Aachen
Vergleich verschiedener Generator-Metadyne-Schaltungen in bezug auf statisches Verhalten
1952, 44 Seiten, 23 Abb., DM 8,50

HEFT 25
Gesellschaft für Kohlentechnik mbH., Dortmund-Eving
Struktur der Steinkohlen und Steinkohlen-Kokse
1953, 58 Seiten, DM 11,—

HEFT 26
Techn.-Wissenschaftl. Büro für die Bastfaserindustrie, Bielefeld
Vergleichende Untersuchungen zweier neuzeitlicher Ungleichmäßigkeitsprüfer für Bänder und Garne hinsichtlich ihrer Eignung für die Bastfaserspinnerei
1953, 64 Seiten, 30 Abb., DM 12,50

HEFT 27
Prof. Dr. E. Schratz, Münster
Untersuchungen zur Rentabilität des Arzneipflanzenanbaues Römische Kamille, Anthemis nobilis L.
1953, 16 Seiten, 1 Tabelle, DM 3,60

HEFT 28
Prof. Dr. E. Schratz, Münster
Calendula officinalis L. Studien zur Ernährung, Blütenfüllung und Rentabilität der Drogengewinnung
1953, 24 Seiten, 2 Abb., 3 Tabellen, DM 5,20

HEFT 29
Techn.-Wissenschaftl. Büro für die Bastfaserindustrie, Bielefeld
Die Ausnützung der Leinengarne in Geweben
1953, 100 Seiten, 14 Abb., 10 Tabellen, DM 17,80

HEFT 30
Gesellschaft für Kohlentechnik mbH., Dortmund-Eving
Kombinierte Entaschung und Verschwelung von Steinkohle; Aufarbeitung von Steinkohlenschlämmen zu verkokbarer oder verschwelbarer Kohle
1953, 56 Seiten, 16 Abb., 10 Tabellen, DM 10,50

HEFT 31
Dipl.-Ing. A. Stormanns, Essen
Messung des Leistungsbedarfs von Doppelsteg-Kettenförderern
1954, 54 Seiten, 18 Abb., 3 Anlagen, DM 11,—

HEFT 32
Techn.-Wissenschaftl. Büro für die Bastfaserindustrie, Bielefeld
Der Einfluß der Natriumchloridbleiche auf Qualität und Verwebbarkeit von Leinengarnen und die Eigenschaften der Leinengewebe unter besonderer Berücksichtigung des Einsatzes von Schützen- und Spulenwechselautomaten in der Leinenweberei
1953, 64 Seiten, 2 Abb., 12 Tabellen, DM 11,50

HEFT 33
Kohlenstoffbiologische Forschungsstation e. V.
Eine Methode zur Bestimmung von Schwefeldioxyd und Schwefelwasserstoff in Rauchgasen und in der Atmosphäre
1953, 32 Seiten, 8 Abb., 3 Tabellen, DM 6.50

HEFT 34
Textilforschungsanstalt Krefeld
Quellungs- und Entquellungsvorgänge bei Faserstoffen
1953, 52 Seiten, 13 Abb., 13 Tabellen, DM 9,80

SPRINGER FACHMEDIEN WIESBADEN GMBH

HEFT 35
Professor Dr. W. Kast, Krefeld
Feinstrukturuntersuchungen an künstlichen Zellulosefasern verschiedener Herstellungsverfahren.
Teil I: Der Orientierungszustand
1953, 74 Seiten, 30 Abb., 7 Tabellen, DM 13,80

HEFT 36
Forschungsinstitut der feuerfesten Industrie, Bonn
Untersuchungen über die Trocknung von Rohton
Untersuchungen über die chemische Reinigung von Silika- und Schamotte-Rohstoffen mit chlorhaltigen Gasen
1953, 60 Seiten, 5 Abb., 5 Tabellen, DM 11,—

HEFT 37
Forschungsinstitut der feuerfesten Industrie, Bonn
Untersuchungen über den Einfluß der Probenvorbereitung auf die Kaltdruckfestigkeit feuerfester Steine
1953, 40 Seiten, 2 Abb., 5 Tabellen, DM 7,80

HEFT 38
Forschungsstelle für Acetylen, Dortmund
Untersuchungen über die Trocknung von Acetylen zur Herstellung von Dissousgas
1953, 36 Seiten, 11 Abb., 3 Tabellen, DM 6,80

HEFT 39
Forschungsgesellschaft Blechverarbeitung e. V., Düsseldorf
Untersuchungen an prägegemusterten und vorgelochten Blechen
1953, 46 Seiten, 34 Abb., DM 9,50

HEFT 40
Landesgeologe Dr.-Ing. W. Wolff, Amt für Bodenforschung, Krefeld
Untersuchungen über die Anwendbarkeit geophysikalischer Verfahren zur Untersuchung von Spateisengängen im Siegerland
1953, 46 Seiten, 8 Abb., DM 8,80

HEFT 41
Techn.-Wissenschaftl. Büro für die Bastfaserindustrie, Bielefeld
Untersuchungsarbeiten zur Verbesserung des Leinenwebstuhles II
1953, 40 Seiten, 4 Abb., 5 Tabellen, DM 7,80

HEFT 42
Professor Dr. B. Helferich, Bonn
Untersuchungen über Wirkstoffe — Fermente — in der Kartoffel und die Möglichkeit ihrer Verwendung
1953, 58 Seiten, 9 Abb., DM 11,—

HEFT 43
Forschungsgesellschaft Blechverarbeitung e. V., Düsseldorf
Forschungsergebnisse über das Beizen von Blechen
1953, 48 Seiten, 38 Abb., 2 Tabellen, DM 11,30

HEFT 44
Arbeitsgemeinschaft für praktische Dehnungsmessung, Düsseldorf
Eigenschaften und Anwendungen von Dehnungsmeßstreifen
1953, 68 Seiten, 43 Abb., 2 Tabellen, DM 13,70

HEFT 45
Losenhausenwerk Düsseldorfer Maschinenbau AG., Düsseldorf
Untersuchungen von störenden Einflüssen auf die Lastgrenzenanzeige von Dauerschwingprüfmaschinen
1953, 36 Seiten, 11 Abb., 3 Tabellen, DM 7,25

HEFT 46
Prof. Dr. W. Fuchs, Aachen
Untersuchungen über die Aufbereitung von Wasser für die Dampferzeugung in Benson-Kesseln
1953, 58 Seiten, 18 Abb., 9 Tabellen, DM 11,20

HEFT 47
Prof. Dr.-Ing. K. Krekeler, Aachen
Versuche über die Anwendung der induktiven Erwärmung zum Sintern von hochschmelzenden Metallen sowie zur Anlegierung und Vergütung von aufgespritzten Metallschichten mit dem Grundwerkstoff
1954, 66 Seiten, 39 Abb., DM 13,90

HEFT 48
Max-Planck-Institut für Eisenforschung, Düsseldorf
Spektrochemische Analyse der Gefügebestandteile in Stählen nach ihrer Isolierung
1953, 38 Seiten, 8 Abb., 5 Tabellen, DM 7,80

HEFT 49
Max-Planck-Institut für Eisenforschung, Düsseldorf
Untersuchungen über Ablauf der Desoxydation und die Bildung von Einschlüssen in Stählen
1953, 52 Seiten, 19 Abb., 3 Tabellen, DM 12,40

HEFT 50
Max-Planck-Institut für Eisenforschung, Düsseldorf
Flammenspektralanalytische Untersuchung der Ferritzusammensetzung in Stählen
1953, 44 Seiten, 15 Abb., 4 Tabellen, DM 8,60

HEFT 51
Verein zur Förderung von Forschungs- und Entwicklungsarbeiten in der Werkzeugindustrie e. V., Remscheid
Untersuchungen an Kreissägeblättern für Holz, Fehler- und Spannungsprüfverfahren
1953, 50 Seiten, 23 Abb., DM 10,—

HEFT 52
Forschungsstelle für Acetylen, Dortmund
Untersuchungen über den Umsatz bei der explosiblen Zersetzung von Azetylen
a) Zersetzung von gasförmigem Azetylen
b) Zersetzung von an Silikagel adsorbiertem Azetylen
1954, 48 Seiten, 8 Abb., 10 Tabellen, DM 9,25

HEFT 53
Professor Dr.-Ing. H. Opitz, Aachen
Reibwert und Verschleißmessungen an Kunststoffgleitführungen für Werkzeugmaschinen
1954, 38 Seiten, 18 Abb., DM 8,20

HEFT 54
Professor Dr.-Ing. F. A. F. Schmidt, Aachen
Schaffung von Grundlagen für die Erhöhung der spez. Leistung und Herabsetzung des spez. Brennstoffverbrauches bei Ottomotoren mit Teilbericht über Arbeiten an einem neuen Einspritzverfahren
1954, 34 Seiten, 15 Abb., DM 7,40

HEFT 55
Forschungsgesellschaft Blechverarbeitung e. V. Düsseldorf
Chemisches Glänzen von Messing und Neusilber
1954, 50 Seiten, 21 Abb., 1 Tabelle, DM 10,20

HEFT 56
Forschungsgesellschaft Blechverarbeitung e. V., Düsseldorf
Untersuchungen über einige Probleme der Behandlung von Blechoberflächen
1954, 52 Seiten, 42 Abb., DM 11,20

HEFT 57
Prof. Dr.-Ing. F. A. F. Schmidt, Aachen
Untersuchungen zur Erforschung des Einflusses des chemischen Aufbaues des Kraftstoffes auf sein Verhalten im Motor und in Brennkammern von Gasturbinen
1954, 70 Seiten, 32 Abb., DM 14,60

HEFT 58
Gesellschaft für Kohlentechnik mbH., Dortmund
Herstellung und Untersuchung von Steinkohlenschwelteer
1954, 74 Seiten, 9 Abb., 9 Tabellen, DM 13,75

HEFT 59
Forschungsinstitut der Feuerfest-Industrie e. V., Bonn
Ein Schnellanalysenverfahren zur Bestimmung von Aluminiumoxyd, Eisenoxyd und Titanoxyd in feuerfestem Material mittels organischer Farbreagenzien auf photometrischem Wege
Untersuchungen des Alkali-Gehaltes feuerfester Stoffe mit dem Flammenphotometer nach Riehm-Lange
1954, 62 Seiten, 12 Abb., 3 Tabellen, DM 11,60

HEFT 60
Forschungsgesellschaft Blechverarbeitung e. V., Düsseldorf
Untersuchungen über das Spritzlackieren im elektrostatischen Hochspannungsfeld
1954, 82 Seiten, 53 Abb., 7 Tabellen, DM 17,—

HEFT 61
Verein zur Förderung von Forschungs- und Entwicklungsarbeiten in der Werkzeugindustrie e. V., Remscheid
Schwingungs- und Arbeitsverhalten von Kreissägeblättern für Holz
1954, 54 Seiten, 31 Abb., DM 11,40

HEFT 62
Professor Dr. W. Franz, Institut für theoretische Physik der Universität Münster
Berechnung des elektrischen Durchschlags durch feste und flüssige Isolatoren
1954, 36 Seiten, DM 7,—

HEFT 63
Textilforschungsanstalt Krefeld
Neue Methoden zur Untersuchung der Wirkungsweise von Textilhilfsmitteln
Untersuchungen über Schlichtungs- und Entschlichtungsvorgänge
1954, 34 Seiten, 1 Abb., 5 Tabellen, DM 6,80

HEFT 64
Textilforschungsanstalt Krefeld
Die Kettenlängenverteilung von hochpolymeren Faserstoffen
Über die fraktionierte Fällung von Polyamiden
1954, 44 Seiten, 13 Abb., DM 8,60

HEFT 65
Fachverband Schneidwarenindustrie, Solingen
Untersuchungen über das elektrolytische Polieren von Tafelmesserklingen aus rostfreiem Stahl
1954, 90 Seiten, 38 Abb., 9 Tabellen, DM 17,35

HEFT 66
Dr.-Ing. P. Füsgen VDI †, Düsseldorf
Untersuchungen über das Auftreten des Ratterns bei selbsthemmenden Schneckengetrieben und seine Verhütung
1954, 32 Seiten, 5 Abb., DM 6,60

HEFT 67
Heinrich Wösthoff o. H. G., Apparatebau, Bochum
Entwicklung einer chemisch-physikalischen Apparatur zur Bestimmung kleinster Kohlenoxyd-Konzentrationen
1954, 94 Seiten, 48 Abb., 2 Tabellen, DM 18,25

HEFT 68
Kohlenstoffbiologische Forschungsstation e. V., Essen
Algengroßkulturen im Sommer 1952
II. Über die unsterile Großkultur von Scenedesmus obliquus
1954, 62 Seiten, 3 Abb., 29 Tabellen, DM 11,40

HEFT 69
Wäschereiforschung Krefeld
Bestimmung des Faserabbaues bei Leinen unter besonderer Berücksichtigung der Leinengarnbleiche
1954, 48 Seiten, 15 Abb., 3 Tabellen, DM 9,60

HEFT 70
Wäschereiforschung Krefeld
Trocknen von Wäschestoffen
1954, 52 Seiten, 18 Abb., 3 Tabellen, DM 10,—

HEFT 71
Prof. Dr.-Ing. K. Leist, Aachen
Kleingasturbinen, insbesondere zum Fahrzeugantrieb
1954, 114 Seiten, 85 Abb., DM 22,—

HEFT 72
Prof. Dr.-Ing. K. Leist, Aachen
Beitrag zur Untersuchung von stehenden geraden Turbinengittern mit Hilfe von Druckverteilungsmessungen
1954, 152 Seiten, 111 Abb., DM 36,20

HEFT 73
Prof. Dr.-Ing. K. Leist, Aachen
Spannungsoptische Untersuchungen von Turbinenschaufelfüßen
1954, 66 Seiten, 46 Abb., 2 Tabellen, DM 14,60

HEFT 74
Max-Planck-Institut für Eisenforschung, Düsseldorf
Versuche zur Klärung des Umwandlungsverhaltens eines sonderkarbidbildenden Chromstahls
1954, 58 Seiten, 10 Abb., DM 14,—

HEFT 75
Max-Planck-Institut für Eisenforschung, Düsseldorf
Zeit-Temperatur-Umwandlungs-Schaubilder als Grundlage der Wärmebehandlung der Stähle
1954, 44 Seiten, 13 Abb., DM 8,70

HEFT 76
Max-Planck-Institut für Arbeitsphysiologie, Dortmund
Arbeitstechnische und arbeitsphysiologische Rationalisierung von Mauersteinen
1954, 52 Seiten, 12 Abb., 3 Tabellen, DM 10,20

HEFT 77
Meteor Apparatebau Paul Schmeck GmbH., Siegen
Entwicklung von Leuchtstoffröhren hoher Leistung
1954, 46 Seiten, 12 Abb., 2 Tabellen, DM 9,15

HEFT 78
Forschungsstelle für Acetylen, Dortmund
Über die Zustandsgleichung des gasförmigen Acetylens und das Gleichgewicht Acetylen — Aceton
1954, 42 Seiten, 3 Abb., 8 Tabellen, DM 8,—

HEFT 79
Techn.-Wissenschaftl. Büro für die Bastfaserindustrie, Bielefeld
Trocknung von Leinengarnen III
Spinnspulen- und Spinnkopftrocknung
Vorgang und Einwirkung auf die Garnqualität
1954, 74 Seiten, 18 Abb., 10 Tabellen, DM 14,—

SPRINGER FACHMEDIEN WIESBADEN GMBH

HEFT 80
Techn.-Wissenschaftl. Büro für die Bastfaserindustrie, Bielefeld
Die Verarbeitung von Leinengarn auf Webstühlen mit und ohne Oberbau
1954, 30 Seiten, 2 Abb., 2 Tabellen, DM 6,—

HEFT 81
Prüf- und Forschungsinstitut für Ziegeleierzeugnisse, Essen-Kray
Die Einführung des großformatigen Einheits-Gitterziegels im Lande Nordrhein-Westfalen
1954, 54 Seiten, 2 Abb., 2 Tabellen, DM 10,—

HEFT 82
Vereinigte Aluminium-Werke AG., Bonn
Forschungsarbeiten auf dem Gebiet der Veredelung von Aluminium-Oberflächen
1954, 46 Seiten, 34 Abb., DM 9,60

HEFT 83
Prof. Dr. S. Strugger, Münster
Über die Struktur der Proplastiden
1954, 30 Seiten, 15 Abb., DM 8,40

HEFT 84
Dr. H. Baron, Düsseldorf
Über Standardisierung von Wundtextilien
1954, 32 Seiten, DM 6,40

HEFT 85
Textilforschungsanstalt Krefeld
Physikalische Untersuchungen an Fasern, Fäden, Garnen und Geweben:
Untersuchungen am Knickscheuergerät nach Weltzien
1954, 40 Seiten, 11 Abb., 8 Tabellen, DM 10,—

HEFT 86
Prof. Dr.-Ing. H. Opitz, Aachen
Untersuchungen über das Fräsen von Baustahl sowie über den Einfluß des Gefüges auf die Zerspanbarkeit
1954, 108 Seiten, 73 Abb., 7 Tabellen, DM 22,—

HEFT 87
Gemeinschaftsausschuß Verzinken, Düsseldorf
Untersuchungen über Güte von Verzinkungen
1954, 68 Seiten, 56 Abb., 3 Tabellen, DM 15,30

HEFT 88
Gesellschaft für Kohlentechnik mbH., Dortmund-Eving
Oxydation von Steinkohle mit Salpetersäure
1954, 62 Seiten, 2 Abb., 1 Tabelle, DM 11,50

HEFT 89
Verein Deutscher Ingenieure, Gleitlagerforschung, Düsseldorf
und Prof. Dr.-Ing. G. Vogelpohl, Göttingen
Versuche mit Preßstoff-Lagern für Walzwerke
1954, 70 Seiten, 34 Abb., DM 14,10

HEFT 90
Forschungs-Institut der Feuerfest-Industrie, Bonn
Das Verhalten von Silikasteinen im Siemens-Martin-Ofengewölbe
1954, 62 Seiten, 15 Abb., 11 Tabellen, DM 11,90

HEFT 91
Forschungs-Institut der Feuerfest-Industrie, Bonn
Untersuchungen des Zusammenhangs zwischen Leistung und Kohlenverbrauch von Kammeröfen zum Brennen von feuerfesten Materialien
1954, 42 Seiten, 6 Abb., DM 8,30

HEFT 92
Techn.-Wissenschaftl. Büro für die Bastfaserindustrie, Bielefeld
und Laboratorium für textile Meßtechnik, M.-Gladbach
Messungen von Vorgängen am Webstuhl
1954, 76 Seiten, 45 Abb., DM 15,50

HEFT 93
Prof. Dr. W. Kast, Krefeld
Spinnversuche zur Strukturerfassung künstlicher Zellulosefasern
1954, 82 Seiten, 39 Abb., 6 Tabellen, DM 16,—

HEFT 94
Prof. Dr. G. Winter, Bonn
Die Heilpflanzen des MATTHIOLUS (1611) gegen Infektionen der Harnwege und Verunreinigung der Wunden bzw. zur Förderung der Wundheilung im Lichte der Antibiotikaforschung
1954, 58 Seiten, 1 Abb., 2 Tabellen, DM 11,50

HEFT 95
Prof. Dr. G. Winter, Bonn
Untersuchungen über die flüchtigen Antibiotika aus der Kapuziner- (Tropaeolum majus) und Gartenkresse (Lepidium sativum) und ihr Verhalten im menschlichen Körper bei Aufnahme von Kapuziner- bzw. Gartenkressensalat per os
1955, 74 Seiten, 9 Abb., 25 Tabellen, DM 14,—

HEFT 96
Dr.-Ing. P. Koch, Dortmund
Austritt von Exoelektronen aus Metalloberflächen unter Berücksichtigung der Verwendung des Effektes für die Materialprüfung
1954, 34 Seiten, 13 Abb., DM 7,—

HEFT 97
Ing. H. Stein, Laboratorium für textile Meßtechnik, M.-Gladbach
Untersuchung der Verzugsvorgänge an den Streckwerken verschiedener Spinnereimaschinen
2. Bericht: Ermittlung der Haft-Gleiteigenschaften von Faserbändern und Vorgarnen
1955, 98 Seiten, 54 Abb., DM 21,—

HEFT 98
Fachverband Gesenkschmieden, Hagen
Die Arbeitsgenauigkeit beim Gesenkschmieden unter Hämmern
1955, 132 Seiten, 55 Abb., 9 Tabellen, DM 24,75

HEFT 99
Prof. Dr.-Ing. G. Garbotz, Aachen
Der Kraft- und Arbeitsaufwand sowie die Leistungen beim Biegen von Bewehrungsstählen in Abhängigkeit von den Abmessungen, den Formen und der Güte der Stähle (Ermittlung von Leistungsrichtlinien)
1955, 136 Seiten, 53 Abb., 3 Anlagen, 18 Tabellen, DM 30,—

HEFT 100
Prof. Dr.-Ing. H. Opitz, Aachen
Untersuchungen von elektrischen Antrieben, Steuerungen und Regelungen an Werkzeugmaschinen
1955, 166 Seiten, 71 Abb., 3 Tabellen, DM 31,30

HEFT 101
Prof. Dr.-Ing. H. Opitz, Aachen
Wirtschaftlichkeitsbetrachtungen beim Außenrundschleifen
1955, 100 Seiten, 56 Abb., 3 Tabellen, DM 19,30

HEFT 102
Dr. P. Hölemann, Ing. R. Hasselmann und Ing. G. Dix, Dortmund
Untersuchungen über die thermische Zündung von explosiblen Acetylenzersetzungen in Kapillaren
1954, 44 Seiten, 5 Abb., 4 Tabellen, DM 8,60

HEFT 103
Prof. Dr. W. Weizel, Bonn
Durchführung von experimentellen Untersuchungen über den zeitlichen Ablauf von Funken in komprimierten Edelgasen sowie zu deren mathematischen Berechnung
1955, 46 Seiten, 12 Abb., DM 9,10

HEFT 104
Prof. Dr. W. Weizel, Bonn
Über den Einfluß der Elektroden auf die Eigenschaften von Cadmium-Sulfid-Widerstands-Photozellen
1955, 48 Seiten, 12 Abb., DM 9,45

HEFT 105
Dr.-Ing. R. Meldau, Harsewinkel/Westf.
Auswertung von Gekörn — Analysen des Musterstaubes „Flugasche Fortuna I"
1955, 42 Seiten, 14 Abb., DM 8,50

HEFT 106
ORR. Dr.-Ing. W. Küch, Dortmund
Untersuchungen über die Einwirkung von feuchtigkeitsgesättigter Luft auf die Festigkeit von Leimverbindungen
1954, 60 Seiten, 10 Abb., 6 Tabellen, DM 11,40

HEFT 107
Prof. Dr. H. Lange und Dipl.-Phys. P. St. Pütter, Köln
Über die Konstruktion von Laboratoriumsmagneten
1955, 66 Seiten, 19 Abb., 1 Tabelle, DM 12,30

HEFT 108
Prof. Dr. W. Fuchs, Aachen
Untersuchungen über neue Beizmethoden und Beizabwässer
I. Die Entzunderung von Drähten mit Natriumhydrid
II. Die Aufbereitung von Beizabwässern
1955, 82 Seiten, 15 Abb., 14 Tabellen, 1 Falttafel, DM 15,25

HEFT 109
Dr. P. Hölemann und Ing. R. Hasselmann, Dortmund
Untersuchungen über die Löslichkeit von Azetylen in verschiedenen organischen Lösungsmitteln
1954, 42 Seiten, 10 Abb., 8 Tabellen, DM 8,30

HEFT 110
Dr. P. Hölemann und Ing. R. Hasselmann, Dortmund
Untersuchungen über den Druckverlauf bei der explosiblen Zersetzung von gasförmigem Azetylen
1955, 54 Seiten, 10 Abb., 5 Tabellen, DM 11,—

HEFT 111
Fachverband Steinzeugindustrie, Köln
Die Entwicklung eines Gerätes zur Beschickung seitlicher Feuer von Steinzeug-Einzelkammeröfen mit festen Brennstoffen
1955, 46 Seiten, 16 Abb., DM 9,40

HEFT 112
Prof. Dr.-Ing. H. Opitz, Aachen
Verschleißmessungen beim Drehen mit aktivierten Hartmetallwerkzeugen
1954, 44 Seiten, 17 Abb., 6 Tabellen, DM 8,80

HEFT 113
Prof. Dr. O. Graf, Dortmund
Erforschung der geistigen Ermüdung und nervösen Belastung: Studien über die vegetative 24-Stunden-Rhythmik in Ruhe und unter Belastung
1955, 40 Seiten, 12 Abb., DM 8,20

HEFT 114
Prof. Dr. O. Graf, Dortmund
Studien über Fließarbeitsprobleme an einer praxisnahen Experimentieranlage
1954, 34 Seiten, 6 Abb., DM 7,—

HEFT 115
Prof. Dr. O. Graf, Dortmund
Studium über Arbeitspausen in Betrieben bei freier und zeitgebundener Arbeit (Fließarbeit) und ihre Auswirkung auf die Leistungsfähigkeit
1955, 50 Seiten, 13 Abb., 2 Tabellen, DM 9,80

HEFT 116
Prof. Dr.-Ing. E. Siebel und Dr.-Ing. H. Weiss, Stuttgart
Untersuchungen an einigen Problemen des Tiefziehens — I. Teil
1955, 74 Seiten, 50 Abb., 5 Tabellen, DM 14,50

HEFT 117
Dr.-Ing. H. Beißwänger, Stuttgart, und Dr.-Ing. S. Schwandt, Trier
Untersuchungen an einigen Problemen des Tiefziehens — II. Teil
1955, 92 Seiten, 34 Abb., 8 Tabellen, DM 17,70

HEFT 118
Prof. Dr. E. A. Müller und Dr. H. G. Wenzel, Dortmund
Neuartige Klima-Anlage zur Erzeugung ungleicher Luft- und Strahlungstemperaturen in einem Versuchsraum
1955, 68 Seiten, 10 z. T. mehrfarb. Abb., DM 14,—

HEFT 119
Dr.-Ing. O. Viertel, Krefeld
Wäscherei- und energietechnische Untersuchung einer Gemeinschafts-Waschanlage
1955, 50 Seiten, 18 Abb., DM 10,20

HEFT 120
Dipl.-Ing. A. Weisbecker, Lüdenscheid
Über Anfressungen an Reinstaluminium-Schweißnähten bei der elektrolytischen Oxydation
Gebr. Hörstermann GmbH., Velbert
Entwicklung und Erprobung eines neuartigen Gummibandförderers
1955, 46 Seiten, 18 Abb., DM 9,70

HEFT 121
Dr. H. Krebs, Bonn
I. Die Struktur und die Eigenschaften der Halbmetalle
II. Die Bestimmung der Atomverteilung in amorphen Substanzen
III. Die chemische Bindung in anorganischen Festkörpern und das Entstehen metallischer Eigenschaften
1955, 124 Seiten, 36 Abb., 13 Tabellen, DM 22,90

HEFT 122
Prof. Dr. W. Fuchs, Aachen
Untersuchungen zur Verbesserung der Wasseraufbereitung und Wasseranalyse:
Über die Schnellbewertung von Ionenaustauscher
1955, 62 Seiten, 32 Abb., DM 12,30

HEFT 123
Dipl.-Ing. J. Emondts, Aachen
Über Bodenverformungen bei stark gestörtem und mächtigem, wasserführendem Deckgebirge im Aachener Steinkohlengebiet
1955, 196 Seiten, 37 Abb., 10 Tabellen, DM 28,80

HEFT 124
Prof. Dr. R. Seyffert, Köln
Wege und Kosten der Distribution der Hausratwaren im Lande Nordrhein-Westfalen
1955, 74 Seiten, 25 Tabellen, DM 9,—

SPRINGER FACHMEDIEN WIESBADEN GMBH

HEFT 125
Prof. Dr. E. Kappler, Münster
Eine neue Methode zur Bestimmung von Kondensations-Koeffizienten von Wasser
1955, 46 Seiten, 11 Abb., 1 Tabelle, DM 9,10

HEFT 126
Prof. Dr.-Ing. J. Mathieu, Aachen
Arbeitszeitvergleich
Grundlagen, Methodik u. praktische Durchführung
1955, 70 Seiten, DM 13,—

HEFT 127
Güteschutz Betonstein e. V.,
Arbeitskreis Nordrhein-Westfalen, Dortmund
Die Betonwaren-Gütesicherung im Lande Nordrhein-Westfalen
1955, 58 Seiten, 15 Abb., 3 Tabellen, DM 11,50

HEFT 128
Prof. Dr. O. Schmitz-DuMont, Bonn
Untersuchungen über Reaktionen in flüssigem Ammoniak
1955, 96 Seiten, 11 Abb., 6 Tabellen, DM 17,75

HEFT 129
Prof. Dr.-Ing. J. Mathieu und Dr. C. A. Roos, Aachen
Die Anlernung von Industriearbeitern
I. Ergebnisse einer grundsätzlichen Untersuchung der gegenwärtigen Industriearbeiter-Kurzanlernung
1955, 106 Seiten, DM 19,70

HEFT 130
Prof. Dr.-Ing. J. Mathieu und Dr. C. A. Roos, Aachen
Die Anlernung von Industriearbeitern
II. Beiträge zur Methodenfrage der Kurzanlernung
1955, 108 Seiten, DM 19,90

HEFT 131
Dr. W. Hoerburger, Köln
Versuche zur Biosynthese von Eiweiß aus Kohlenwasserstoff
1955, 34 Seiten, 2 Abb., DM 6,90

HEFT 132
Prof. Dr. W. Seith, Münster
Über Diffusionserscheinungen in festen Metallen
1955, 42 Seiten, 19 Abb., 4 Tabellen, DM 9,10

HEFT 133
Prof. Dr. E. Jenckel, Aachen
Über einen für Schwermetalle selektiven Ionenaustauscher
1955, 48 Seiten, 8 Abb., 13 Tabellen, DM 9,50

HEFT 134
Prof. Dr.-Ing. H. Winterhager, Aachen
Über die elektrochemischen Grundlagen der Schmelzfluß-Elektrolyse von Bleisulfid in geschmolzenen Mischungen mit Bleichlorid
1955, 54 Seiten, 20 Abb., 5 Tabellen, DM 11,80

HEFT 135
Prof. Dr.-Ing. K. Krekeler und Dr.-Ing. H. Peukert, Aachen
Die Änderung der mechanischen Eigenschaften thermoplastischer Kunststoffe durch Warmrecken
1955, 54 Seiten, 27 Abb., DM 11,10

HEFT 136
Dipl.-Phys. P. Pilz, Remscheid
Über spezielle Probleme der Zerkleinerungstechnik von Weichstoffen
1955, 58 Seiten, 19 Abb., 2 Tabellen, DM 11,50

HEFT 137
Prof. Dr. W. Baumeister, Münster
Beiträge zur Mineralstoffernährung der Pflanzen
1955, 64 Seiten, 6 Tabellen, DM 11,80

HEFT 138
Dr. P. Hölemann und Ing. R. Hasselmann, Dortmund
Untersuchungen über die Zersetzungswärme von gasförmigem und in Azeton gelöstem Azetylen
1955, 54 Seiten, 8 Abb., 7 Tabellen, DM 10,40

HEFT 139
Prof. Dr. W. Fuchs, Aachen
Studien über die thermische Zersetzung der Kohle und die Kohlendestillatprodukte
1955, 64 Seiten, 20 Abb., 22 Tabellen, DM 11,80

HEFT 140
Dr.-Ing. G. Hausberg, Essen
Modellversuche an Zyklonen
1955, 78 Seiten, 24 Abb., DM 15,70

HEFT 141
Dr. J. van Calker und Dr. R. Wienecke, Münster
Untersuchungen über den Einfluß dritter Analysenpartner auf die spektrochemische Analyse
1955, 42 Seiten, 15 Abb., DM 9,10

HEFT 142
Dipl.-Ing. G. M. F. Wiebel, Hannover, A. Konermann und A. Ottenheym, Sennelager
Entwicklung eines Kalksandleichtsteines
1955, 38 Seiten, 4 Abb., DM 8,—

HEFT 143
Prof. Dr. F. Wever, Dr. A. Rose und Dipl.-Ing. W. Straßburg, Düsseldorf
Härtbarkeit u. Umwandlungsverhalten der Stähle
1955, 50 Seiten, 12 Abb., 3 Tabellen, DM 10,70

HEFT 144
Prof. Dr. H. Wurmbach, Bonn
Steuerung von Wachstum und Formbildung
1955, 48 Seiten, 19 Abb., DM 10,30

HEFT 145
Dr. G. Hennemann, Werdohl (Westf.)
Beitrag zur Interpretation der modernen Atomphysik
1955, 34 Seiten, DM 10,—

HEFT 146
Dr.-Ing. F. Gruß, Düsseldorf
Sterilisation mit Heißluft
1955, 34 Seiten, 10 Abb., DM 7,70

HEFT 147
Dr.-Ing. W. Rudisch, Unna
Untersuchung einer drehelastischen Elektromagnet-Synchronkupplung
1955, 82 Seiten, 65 Abb., DM 17,70

HEFT 148
Prof. Dr. H. Bittel u. Dipl.-Phys. L. Storm, Münster
Untersuchungen über Widerstandsrauschen
1955, 40 Seiten, 5 Abb., DM 8,40

HEFT 149
Dipl.-Ing. K. Konopicky und Dipl.-Chem. P. Kampa, Bonn
I. Beitrag zur flammenphotometrischen Bestimmung des Calciums.
Dr.-Ing. K. Konopicky, Bonn
II. Die Wanderung von Schlackenbestandteilen in feuerfesten Baustoffen
1955, 54 Seiten, 10 Abb., 5 Tabellen, DM 11,—

HEFT 150
Dr.-Ing. O. Kienzle und Dipl.-Ing. W. Timmerbeil, Hannover
Das Durchziehen enger Kragen an ebenen Fein- und Mittelblechen
1955, 52 Seiten, 20 Abb., 8 Tabellen, DM 11,30

HEFT 151
Dipl.-Ing. P. Karabasch, Aachen
Feststellung des optimalen Gasgehaltes von Bronzen zur Erzielung druckdichter Gußstücke
in Vorbereitung

HEFT 152
Dipl.-Ing. G. Müller, Köln
Ermittlung der Laufeigenschaften (Vergießbarkeit) von Bronze und Rotguß mittels der Schneider-Gießspirale
1955, 60 Seiten, 33 Abb., DM 13,30

HEFT 153
Prof. Dr. F. Wever, Dr.-Ing. W. A. Fischer und Dipl.-Ing. J. Engelbrecht, Düsseldorf
I. Die Reduktion sauerstoffhaltiger Eisenschmelzen im Hochvakuum mit Wasserstoff und Kohlenstoff
II. Einfluß geringer Sauerstoffgehalte auf das Gefüge und Alterungsverhalten von Reineisen
1955, 54 Seiten, 15 Abb., 2 Tabellen, DM 12,40

HEFT 154
Prof. Dr.-Ing. P. Bardenheuer und Dr.-Ing. W. A. Fischer, Düsseldorf
Die Verschlackung von Titan aus Stahlschmelzen im sauren und basischen Hochfrequenzofen unter verschiedenen Schlacken
1955, 36 Seiten, 10 Abb., 1 Tabelle, DM 7,95

HEFT 155
Dipl.-Phys. K. H. Schirmer, München
Die auf Grau abgestimmte Farbwiedergabe im Dreifarbenbuchdruck
1955, 46 Seiten, 17 Abb., 2 Farbtafeln, DM. 10,—

HEFT 156
Prof. Dr.-Ing. B. von Borries und Mitarbeiter, Düsseldorf
Die Entwicklung regelbarer permanentmagnetischer Elektronenlinsen hoher Brechkraft und eines mit ihnen ausgerüsteten Elektronenmikroskopes neuer Bauart
in Vorbereitung

HEFT 157
Dr. W. Jawtusch, Dr. G. Schuster und Prof. Dr.-Ing. R. Jaeckel, Bonn
Untersuchungen über die Stoßvorgänge zwischen neutralen Atomen und Molekülen
1955, 48 Seiten, 15 Abb., 3 Tabellen, DM 10,50

HEFT 158
Dipl.-Ing. W. Rosenkranz, Meinerzhagen
Ein Beitrag zum Problem der Spannungskorrosion bei Preßprofilen und Preßteilen aus Aluminium-Legierungen
in Vorbereitung

HEFT 159
Dr.-Ing. O. Viertel und O. Oldenroth, Krefeld
Das Bleichen von Weißwäsche mit Wasserstoffsuperoxyd bzw. Natriumhypochlorit beim maschinellen Waschen
1955, 54 Seiten, 23 Abb., 2 Tabellen, DM 11,45

HEFT 160
Prof. Dr. W. Klemm, Münster
Über neue Sauerstoff- und Fluor-haltige Komplexe
1955, 50 Seiten, 13 Abb., 7 Tabellen, DM 10,80

HEFT 161
Prof. Dr. W. Weltzien und Dr. G. Hauschild, Krefeld
Über Silikone und ihre Anwendung in der Textilveredlung
1955, 162 Seiten, 22 Abb., 10 Tabellen, DM 27,—

HEFT 162
Prof. Dr. F. Wever, Prof. Dr. A. Kochendörfer und Dr.-Ing. Chr. Rohrbach, Düsseldorf
Kennzeichnung der Sprödbruchneigung von Stählen durch Messung der Fließspannung, Reißspannung und Brucheinschnürung an dreiachsig beanspruchten Proben
1955, 58 Seiten, 26 Abb., DM 13,—

HEFT 163
Dipl.-Ing. W. Rohs und Text.-Ing. H. Griese, Bielefeld
Untersuchungsarbeiten zur Verbesserung des Leinenwebstuhls III
1955, 80 Seiten, 15 Abb., 18 Tabellen, DM 15,80

HEFT 164
Dr.-Ing. H. Schmachtenberg, Köln
Neuartige Prüfeinrichtungen für Kraftfahrzeuge
1955, 44 Seiten, 23 Abb., DM 9,60

HEFT 165
Dr.-Ing. W. Wilhelm, Aachen
Instationäre Gasströmung im Auspuffsystem eines Zweitaktmotors
1955, 62 Seiten, 31 Abb., 8 Tabellen, DM 13,60

HEFT 166
Prof. Dr. M. v. Stackelberg, Dr. H. Heindze, Dr. H. Hübschke und Dr. K. H. Frangen, Bonn
Kolloidchemische Untersuchungen
1955, 106 Seiten, 8 Abb., 13 Tabellen, DM 21,25

HEFT 167
Prof. Dr.-Ing. F. Schuster, Essen
I. Über die Heißkarburierung von Brenngasen mit Ölen und Teeren
II. Die Strahlungsvorgänge in brennstoffbeheizten Öfen bei verschiedenen Verbrennungsatmosphären
1955, 38 Seiten, 8 Abb., DM 8,30

HEFT 168
Prof. Dr.-Ing. F. Schuster, Essen
I. Luftvorwärmung an Gasfeuerungen
II. Heizwerthöhe von Brenngasen und Wirkungsgrad sowie Gasverbrauch bei der Gasverwendung
III. Sauerstoffangereicherte Luft und feuerungstechnische Kenngrößen von Brenngasen
1955, 60 Seiten, 18 Abb., DM 12,50

HEFT 169
Forschungsinstitut für Pigmente und Lacke, Stuttgart
Arbeiten über die Bestimmung des Gebrauchswertes von Lackfilmen durch physikalische Prüfungen
1955, 70 Seiten, 23 Abb., 4 Tabellen, DM 15,—

HEFT 170
Prof. Dr. F. Wever, Dr. A. Rose und Dipl.-Ing. L. Rademacher, Düsseldorf
Anwendung der Umwandlungsschaubilder auf Fragen der Werkstoffauswahl beim Schweißen und Flammhärten
1955, 64 Seiten, 25 Abb., DM 13,70

SPRINGER FACHMEDIEN WIESBADEN GMBH

HEFT 171
Wäschereiforschung Krefeld
Untersuchung der Wäscheentwässerung mit Hilfe von Zentrifugen und Pressen
1955, 42 Seiten, 16 Abb., 4 Tabellen, DM 9,70

HEFT 172
Dipl.-Ing. W. Rohs, Dr.-Ing. G. Satlow und Text.-Ing. G. Heller, Bielefeld
Trocknung von Hanfgarnen. Kreuzspultrocknung
1955, 60 Seiten, 7 Abb., 4 Tabellen, DM 10,30

HEFT 173
Prof. Dr. R. Hosemann und Dipl.-Phys. G. Schoknecht, Berlin, vorgelegt von Prof. Dr. W. Kast, Krefeld
Lichtoptische Herstellung und Diskussion der Faltungsquadrate parakristalliner Gitter
in Vorbereitung

HEFT 174
Prof. Dr. W. von Fragstein, Dr. J. Meingast und H. Hoch, Köln
Herstellung von Solen einheitlicher Teilchengröße und Ermittlung ihrer optischen Eigenschaften
1955, 78 Seiten, 80 Abb., 4 Tabellen, DM 18,25

HEFT 175
Dr.-Ing. H. Zeller, Aachen
Beitrag zur eindimensionalen stationären und nichtstationären Gasströmung mit Reibung und Wärmeleitung insbesondere in Rohren mit unstetigen Querschnittsänderungen
in Vorbereitung

HEFT 176
Dipl.-Ing. H. Schöberl, Duisburg
Über die Methoden zur Ermittlung der Verbrennungstemperatur von Brennstoffen und ein Vorschlag zu ihrer Verbesserung
1955, 30 Seiten, 3 Abb., DM 6,50

HEFT 177
Dipl.-Ing. H. Stüdemann, Solingen, und Dr.-Ing. W. Müchler, Essen
Entwicklung eines Verfahrens zur zahlenmäßigen Bestimmung der Schneideigenschaften von Messerklingen
in Vorbereitung

HEFT 178
Prof. Dr. M. von Stackelberg u. Dr. W. Hans, Bonn
Untersuchungen zur Ausarbeitung und Verbesserung von polarographischen Analysenmethoden
1955, 46 Seiten, 14 Abb., DM 10,50

HEFT 179
Dipl.-Ing. H. F. Reineke, Bochum
Entwicklungsarbeiten auf dem Gebiete der Meß- und Regeltechnik
1955, 46 Seiten, 10 Abb., DM 10,—

HEFT 180
Dr.-Ing. W. Piepenburg, Dipl.-Ing. B. Bühling und Bauing. J. Behnke, Köln
Putzarbeiten im Hochbau und Versuche mit aktiviertem Mörtel und mechanischem Mörtelauftrag
1955, 116 Seiten, 31 Abb., 68 Tabellen, DM 23,—

HEFT 181
Prof. Dr. W. Franz, Münster
Theorie der elektrischen Leitvorgänge in Halbleitern und isolierenden Festkörpern bei hohen elektrischen Feldern
1955, 28 Seiten, 2 Abb., 1 Tabelle, DM 6,20

HEFT 182
Dr.-Ing. P. Schenk u. Dr. K. Osterloh, Düsseldorf
Katalytisch-thermische Spaltung von gasförmigen und flüssigen Kohlenwasserstoffen zur Spitzengaserzeugung
1955, 50 Seiten, 11 Abb., 11 Tabellen, DM 10,90

HEFT 183
Dr. W. Bornheim, Köln
Entwicklungsarbeiten an Flaschen- und Ampullen-Behandlungsmaschinen für die pharmazeutische Industrie
in Vorbereitung

HEFT 184
Dr.-Ing. E. Printz, Kettwig
Vollhydraulische Parallel-Kupplung für Ackerschlepper
1955, 32 Seiten, 4 Abb., DM 7,80

HEFT 185
Dipl.-Ing. W. Rohs und Text.-Ing. G. Heller, Bielefeld
Studien an einem neuzeitlichen Kreuzspultrockner für Bastfasergarne mit Wiederbefeuchtungszone
1955, 52 Seiten, 9 Abb., 3 Tabellen, DM 10,70

HEFT 186
Dr. E. Wedekind, Krefeld
Untersuchungen zur Arbeitsbestgestaltung bei der Fertigstellung von Oberhemden in gewerblichen Wäschereien
1955, 124 Seiten, 28 Abb., 6 Tabellen, 2 Falttaf., DM 12,—

HEFT 187
Dipl.-Ing. F. Göttgens, Essen
Über die Eigenarten der Bimetall-, Thermo- und Flammenionisationssicherungsmethode in ihrer Anwendung auf Zündsicherungen
1955, 40 Seiten, 6 Abb., 4 Tabellen, DM 8,40

HEFT 188
W. Kinnebrock, Langenberg (Rhld.)
Der Einfluß des Austausches gleicher Gaskochbrenner bzw. Gaskochbrennerteile auf den Wirkungsgrad und insbesondere auf den CO-Gehalt der Verbrennungsgase
1955, 42 Seiten, 7 Tabellen, DM 8,70

HEFT 189
Fa. E. Leybold's Nachfolger, Köln
I. Ausgewählte Kapitel aus der Vakuumtechnik
II. Zum Verlust anorganisch-nichtflüchtiger Substanzen während der Gefriertrocknung
1955, 52 Seiten, 16 Abb., 3 Tabellen, DM 11,20

HEFT 190
Prof. Dr. A. Neuhaus, Prof. Dr O. Schmitz-DuMont und Dipl.-Chem. H. Reckhard, Bonn
Zur Kenntnis der Alkalititanate
1955, 60 Seiten, 13 Abb., 1 Tabelle, DM 12,20

HEFT 191
Dr. H. Söhngen, Darmstadt
Schwingungsverhalten eines Schaufelkranzes im Vakuum
1955, 36 Seiten, 7 Abb., DM 7,80

HEFT 192
Dipl.-Phys. E. M. Schneider, München
Kohlebogenlampen für Aufnahme und Kopie
1955, 48 Seiten, 21 Abb., 3 Tabellen, DM 10,60

HEFT 193
Prof. Dr. O. Schmitz-DuMont, Bonn
Untersuchungen über neue Pigmentfarbstoffe
in Vorbereitung

HEFT 194
Dr. K. Hecht, Köln
Entwicklung neuartiger physikalischer Unterrichtsgeräte
1955, 42 Seiten, 16 Abb., DM 9,90

HEFT 195
Dr.-Ing. E. Rößger, Köln
Gedanken über einen neuen deutschen Luftverkehr
1955, 342 Seiten, 29 Abb., 122 Tabellen, DM 50,—

HEFT 196
Dipl.-Ing. W. Rohs und Text.-Ing. H. Griese, Bielefeld
Auswirkungen von Garnfehlern bei der Verarbeitung von Leinengarnen
1955, 36 Seiten, 3 Abb., 6 Tabellen, DM 7,80

HEFT 197
Dr. E. Wedekind, Krefeld
Untersuchungen zur Bestimmung der optimalen Arbeitsplatzgröße bei Mehrstuhlarbeit in der Weberei
1955, 92 Seiten, 34 Abb., 8 Tabellen, DM 18,50

HEFT 198
Prof. Dr. J. Weissinger, Karlsruhe
Zur Aerodynamik des Ringflügels. Die Druckverteilung dünner, fast drehsymmetrischer Flügel in Unterschallströmung
1955, 42 Seiten, 5 Abb., DM 9,—

HEFT 199
Textilforschungsanstalt Krefeld
Die Messung von Gewebetemperaturen mittels Temperaturstrahlung
1955, 50 Seiten, 12 Abb., DM 10,90

HEFT 200
R. Seipenbusch, Langenberg (Rhld.)
Spitzengas durch Zusatz von Flüssiggas-, Wassergas- und Flüssiggas-Generatorgas-Gemischen zu Stadtgas
1955, 48 Seiten, 21 Tabellen, DM 10,35

HEFT 201
Dr.-Ing. E. W. Pleines, Frankfurt/Main
Die Sicherheit im Luftverkehr
in Vorbereitung

HEFT 202
Dipl.-Ing. D. Fiecke, Stuttgart/Zuffenhausen
Die Bestimmung der Flugzeugpolaren für Entwurfszwecke. I. Teil: Unterlagen
in Vorbereitung

HEFT 203
Dr. G. Wandel, Bonn
Uferbewachsung und Lebendverbauung an den Nordwestdeutschen Kanälen und ihren Zuflüssen sowie an der Ruhr
in Vorbereitung

HEFT 204
Dipl.-Ing. B. Naendorf, Langenberg (Rhld.)
Bestimmung der Brenneigenschaften und des Brennverhaltens verschiedener Gasarten und Einfluß verschiedener Düsengestaltung
1955, 32 Seiten, DM 7,10

HEFT 205
Dr. C. Schaarwächter, Düsseldorf
Über plastische Kupfer-, Eisen-, Phosphor-Legierungen
in Vorbereitung

HEFT 206
Dr. P. Hölemann, Ing. R. Hasselmann und Ing. G. Dix, Dortmund
Untersuchungen über die Vorgänge bei der Zersetzung von in Azeton gelöstem Azetylen
in Vorbereitung

HEFT 207
Prof. Dr.-Ing. H. Opitz, Dipl.-Ing. K. H. Fröhlich und Dipl.-Ing. H. Siebel, Aachen
Richtwerte für das Fräsen von unlegierten und legierten Baustählen mit Hartmetall. I. Teil
in Vorbereitung

HEFT 208
Prof. Dr.-Ing. H. Müller, Essen
Untersuchung von Elektrowärmegeräten für Laienbedienung hinsichtlich Sicherheit und Gebrauchsfähigkeit. I. Untersuchungen an Kochplatten
in Vorbereitung

HEFT 209
Dr. K. Bunge, Leverkusen
Materialabbau in Funkenentladungen. Untersuchungen an Zinkkathoden
in Vorbereitung

HEFT 210
Dr. W. Porschen und Prof. Dr. W. Riezler, Bonn
Langlebige Alphaaktivitäten bei natürlichen Elementen
1955, 40 Seiten, 5 Abb., 4 Tabellen, DM 8,80

HEFT 211
Prof. Dipl.-Ing. W. Sturtzel und Dr.-Ing. W. Graff, Duisburg
Die Versuchsanstalt für Binnenschiffbau, Duisburg
in Vorbereitung

HEFT 212
Dipl.-Ing. H. Spodig, Selm
Untersuchung zur Anwendung der Dauermagnete in der Technik
1955, 44 Seiten, 25 Abb., DM 9,80

HEFT 213
Dipl.-Ing. K. F. Rittinghaus, Aachen
Zusammenstellung eines Meßwagens für Bau- und Raumakustik
in Vorbereitung

HEFT 214
Dr.-Ing. J. Endres, München
Berechnung der optimalen Leistung, Kraftstoffverbräuche und Wirkungsgrade von Einkreis-Turbolader-Strahltriebwerken am Boden und in der Höhe bei Fluggeschwindigkeiten von 0—2 000 km/h
in Vorbereitung

HEFT 215
Prof. Dr.-Ing. H. Opitz und Dr.-Ing. G. Weber, Aachen
Einfluß der Wärmebehandlung von Baustählen auf Spanentstehungen, Schnittkraft- und Standzeitverhalten
in Vorbereitung

HEFT 216
Dr. E. Kloth, Köln
Untersuchungen über die Ausbreitung kurzer Schallimpulse bei der Materialprüfung mit Ultraschall
in Vorbereitung

HEFT 217
Rationalisierungskuratorium der Deutschen Wirtschaft (RKW), Frankfurt/Main
Typenvielzahl bei Haushaltgeräten und Möglichkeiten einer Beschränkung
in Vorbereitung

HEFT 218
Dr. F. Keune, Aachen
Bericht über eine Theorie der Strömung um Rotationskörper ohne Anstellung bei Machzahl Eins
1955, 40 Seiten, 8 Abb., 5 Formelblätter, DM 8,80

HEFT 219
Prof. Dr. W. Fuchs, Aachen
Untersuchungen zur Holzabfallverwertung und zur Chemie des Lignins
1955, 54 Seiten, 11 Abb., 15 Tabellen, DM 11,40

SPRINGER FACHMEDIEN WIESBADEN GMBH

HEFT 220
Prof. Dr. W. Fuchs, Aachen
Die Entwicklung neuer Regel- und Kontroll-Apparate zur coulometrischen Analyse
in Vorbereitung

HEFT 221
Prof. Dr. W. Meyer-Eppler, Bonn
Experimentelle Untersuchungen zum Mechanismus von Stimme und Gehör in der lautsprachlichen Kommunikation
1955, 56 Seiten, 24 Abb., DM 13,45

HEFT 222
Dr. L. Köllner, Münster, und Dipl.-Volkswirt M. Kaiser, Bochum
Die internationale Wettbewerbsfähigkeit der westdeutschen Wollindustrie
in Vorbereitung

HEFT 223
Dr.-Ing. K. Alberti und Dr. F. Schwarz, Köln
Über das Problem Hartbrand-Weichbrand
in Vorbereitung

HEFT 224
Dipl.-Ing. H. Stüdeman und Ing. R. Beu, Solingen
Verfahren zur Prüfung der Korrosionsbeständigkeit von Messerklingen aus rostfreiem Stahl
in Vorbereitung

HEFT 225
Dr.-Ing. E. Barz, Remscheid
Der Spannungszustand von Gattersägeblättern
in Vorbereitung

HEFT 226
Technisch-wissenschaftliches Büro für die Bastfaserindustrie, Bielefeld
Untersuchungen zur Verbesserung des Leinenwebstuhles IV
Die Wirkung verschiedener Kettbaumbremsen auf die Verwebung von Leinengarnen
in Vorbereitung

HEFT 227
Prof. Dr. F. Wever, Düsseldorf und Dr. W. Wepner, Köln
Untersuchung der Alterungsneigung von weichen unlegierten Stählen durch Härteprüfung bei Temperaturen bis 300 Grad C
in Vorbereitung

HEFT 228
Prof. Dr. F. Wever, Dr. W. Koch, Düsseldorf und Dr. B. A. Steinkopf, Dortmund
Spektrochemische Grundlagen der Analyse von Gemischen aus Kohlenmonoxyd, Wasserstoff und Stickstoff
in Vorbereitung

HEFT 229
Prof. Dr. F. Wever, Dr. W. Koch und Dr.-Ing. H. Malissa, Düsseldorf
Über die Anwendung disubstituierter Dithiocarbamate der analytischen Chemie
in Vorbereitung

HEFT 230
Prof. Dr. F. Wever, Düsseldorf und Dr. W. Wepner, Köln
Bestimmung kleiner Kohlenstoffgehalte im Alpha-Eisen durch Dämpfungsmessung
in Vorbereitung

HEFT 231
Dr.-Ing. W. Küch, Dortmund
Über die Wechselwirkung zwischen Holzschutzbehandlung und Verleimung
in Vorbereitung

HEFT 232
Prof. Dr.-Ing. O. Kienzle, Hannover und Dr.-Ing. H. Münnich, Schweinfurt
Feststellung der Spannungen und Dehnungen und Bruchdrehzahlen der unter Fliehkraft und Bearbeitungskraft beanspruchten Schleifkörper
in Vorbereitung

HEFT 233
Dr. H. Haase, Hamburg
Infrarot-Bibliographie
in Vorbereitung

HEFT 234
Dr.-Ing. K. G. Speith und Dr.-Ing. A. Bungeroth, Duisburg
Versuche zur Steigerung des Kokillen-Schluckvermögens beim Stranggießen von Stahl
in Vorbereitung

HEFT 235
Prof. Dr.-Ing. K. Leist und Dipl.-Ing. W. Dettmering, Aachen
Turbinenschaufeln aus Kunststoff für Kaltluftversuchsanlagen
in Vorbereitung

HEFT 236
Dr.-Ing. O. Viertel und S. Lucas, Krefeld
Ergebnisse einer Hausfrauenbefragung über Wascheinrichtungen und Waschmethoden in städtischen Haushaltungen
in Vorbereitung

HEFT 237
Dr. P. Endler und Dr. H. Ludes, Köln
Bericht über eine Studienreise zur Orientierung der heutigen Behandlung der Lungentuberkulose in den Vereinigten Staaten von Nordamerika
in Vorbereitung

HEFT 238
Institut für textile Meßtechnik, M.-Gladbach, e.V.
Untersuchung der Verzugsvorgänge an den Streckwerken verschiedener Spinnereimaschinen. 3. Bericht: Theoretische Betrachtungen über den Einfluß schlagender Zylinder und Druckrollen
in Vorbereitung

HEFT 239
Prof. Dr.-Ing. K. Leist und Dipl.-Ing. H. Scheele, Aachen und Dipl.-Ing. F. H. Flottmann, Herne
Versuche an einem neuartigen luftgekühlten Hochleistungs-Kolbenkompressor
in Vorbereitung

HEFT 240
Prof. Dr.-Ing. K. Leist und Dipl.-Ing. H. Scheele, Aachen
Temperaturmessungen an einem einstufigen luftgekühlten 4-Zylinder-Kolbenkompressor mit Kühlgebläse
in Vorbereitung

HEFT 241
Prof. Dr.-Ing. K. Leist und Dipl.-Ing. M. Pötke, Aachen
Leistungsversuche an einem Kühlluftgebläse
in Vorbereitung

HEFT 242
Prof. Dr.-Ing. K. Leist und Dipl.-Ing. K. Graf, Aachen
Straßenfahrzeuge mit Gasturbinenantrieb
in Vorbereitung

HEFT 243
Prof. Dr.-Ing. K. Leist und Dipl.-Ing. S. Förster, Aachen
Die französische Kleingasturbine Artouste — 1. Teil
in Vorbereitung

HEFT 244
Prof. Dr. F. Wever, Dr. W. Koch und Dr. S. Eckhard, Düsseldorf
Erfahrungen mit der spektrochemischen Analyse von Gefügebestandteilen des Stahles
in Vorbereitung

HEFT 245
Prof. Dr.-Ing. K. Krekeler, Aachen
Das Verbinden von Metallen durch Kunstharzkleber. Teil I: Eigenschaften und Verwendung der Metallklebstoffe
in Vorbereitung

HEFT 246
Prof. Dr.-Ing. K. Krekeler, Aachen
Das Verbinden von Metallen durch Kunstharzkleber. Teil II: Untersuchungen an geklebten Leichtmetall-Verbindungen
in Vorbereitung

HEFT 247
Dr. H. Söhngen, Darmstadt
Strömung vor einem Überschall-Laufrad
in Vorbereitung

HEFT 248
Rheinische Aktiengesellschaft für Braunkohlenbergbau und Brikettfabrikation, Köln
Untersuchung der Bindemitteleigenschaften von Braunkohlenfilteraschen
in Vorbereitung

HEFT 249
Dr. M.-E. Meffert, Essen
Weitere Kulturversuche Scenedesmus obliquus
in Vorbereitung

HEFT 250
Dr. F. Schwarz und Dr.-Ing. K. Alberti, Köln
Entwicklung von Untersuchungsverfahren zur Gütebeurteilung von Industriekalken
in Vorbereitung

HEFT 251
Prof. Dr. H. Bittel, Münster
Zur Statistik der ferromagnetischen Elementarvorgänge und ihren Einfluß auf das Barkhausenrauschen

HEFT 252
Dipl.-Ing. H. Frings, Geilenkirchen
Die Wirkung abfallender Wetterführung auf Wettertemperatur, Grubengasgehalt und Staubbildung
in Vorbereitung

HEFT 253
Dipl.-Ing. S. Schirmanski, Berghausen
Stand und Auswertung der Forschungsarbeiten über Temperatur- und Feuchtigkeitsgrenzen bei der bergmännischen Arbeit
in Vorbereitung

HEFT 254
Prof. Dr. R. Danneel, Bonn
Quantitative Untersuchungen über die Entwicklung des Ehrlich-Ascitesturmos bei Inzuchtmäusen
in Vorbereitung

HEFT 255
Ing. W. v. Schlippe, Bad Nauheim
Strömung von Flüssigkeiten mit temperaturabhängiger Zähigkeit (Kühlung von Ölen)
in Vorbereitung

HEFT 256
Prof. Dr. C. Schmieden und Dipl.-Math. K. H. Müller, Darmstadt
Die Strömung einer Quellstrecke im Halbraum — eine strenge Lösung der Navier-Stokes-Gleichungen
in Vorbereitung

HEFT 257
Prof. Dr. G. Lehmann und Dr. J. Tamm, Dortmund
Die Beeinflussung vegetativer Funktionen des Menschen durch Geräusche
in Vorbereitung

HEFT 258
Dr. H. Paul, Linz/Rhein und Prof. Dr. O. Graf, Dortmund
Zur Frage der Unfälle im Bergbau
in Vorbereitung

HEFT 259
Prof. D. W. Linke, Aachen
Strömungsvorgänge in künstlich belüfteten Räumen
in Vorbereitung

HEFT 260
Prof. Dr. W. Kast, Freiburg/Br., Prof. Dr. H. A. Stuart und Dipl.-Phys. H. G. Fendler, Hannover
Lichtzerstreuungsmessungen an Lösungen hochpolymerer Stoffe
in Vorbereitung

HEFT 261
Prof. Dr. W. Kast, Freiburg/Br.
Feinstruktur-Untersuchungen an künstlichen Zellulosefasern verschiedener Herstellungsverfahren. Teil II: Der Kristallisationszustand
in Vorbereitung

HEFT 262
Dr.-Ing. W. Batel, Aachen
Untersuchungen zur Absiebung feuchter, feinkörniger Haufwerke und Schwingsieben
in Vorbereitung

HEFT 263
Prof. Dr. H. Lange und Dipl.-Phys. R. Kohlhaas, Köln
Über die Wärmefähigkeit von Stählen bei hohen Temperaturen. Teil I: Literaturbericht
in Vorbereitung

HEFT 264
Prof. Dr. W. Weizel, Bonn
Durch schnelle Funkenzusammenbrüche ausgelöste Signale auf einer Leitung
in Vorbereitung

HEFT 265
Prof. Dr. F. Micheel und Dr. R. Engel, Münster
Eine Apparatur zur elektrophoretischen Trennung von Stoffgemischen
in Vorbereitung

HEFT 266
Fliesen-Beratungsstelle Bad Godesberg-Mehlem
Güteeigenschaften keramischer Wand- und Bodenfliesen und deren Prüfmethoden

HEFT 267
Prof. Dr. W. Weizel und B. Brandt, Bonn
Zur Stabilität stromstarker Glimmentladungen
in Vorbereitung

HEFT 268
Prof. Dr.-Ing. G. Vogelpohl, Göttingen
Über die Tragfähigkeit von Gleitlagern und ihre Berechnung
in Vorbereitung

SPRINGER FACHMEDIEN WIESBADEN GMBH

VERÖFFENTLICHUNGEN DER ARBEITSGEMEINSCHAFT FÜR FORSCHUNG DES LANDES NORDRHEIN-WESTFALEN

NATURWISSENSCHAFTEN

Im Auftrage des Ministerpräsidenten Karl Arnold
herausgegeben von Staatssekretär Prof. Leo Brandt

HEFT 1
Prof. Dr.-Ing. Friedrich Seewald, Aachen
Neue Entwicklungen auf dem Gebiet der Antriebsmaschinen
Prof. Dr.-Ing. Friedrich A. F. Schmidt, Aachen
Technischer Stand und Zukunftsaussichten der Verbrennungsmaschinen, insbesondere der Gasturbinen
Dr.-Ing. Rudolf Friedrich, Mülheim (Ruhr)
Möglichkeiten und Voraussetzungen der industriellen Verwertung der Gasturbine
1951, 52 Seiten, 15 Abb., kartoniert, DM 4,25

HEFT 2
Prof. Dr.-Ing. Wolfgang Riezler, Bonn
Probleme der Kernphysik
Prof. Dr. Fritz Micheel, Münster
Isotope als Forschungsmittel in der Chemie und Biochemie
1951, 40 Seiten, 10 Abb., kartoniert, DM 3,20

HEFT 3
Prof. Dr. Emil Lehnartz, Münster
Der Chemismus der Muskelmaschine
Prof. Dr. Gunther Lehmann, Dortmund
Physiologische Forschung als Voraussetzung der Bestgestaltung der menschlichen Arbeit
Prof. Dr. Heinrich Kraut, Dortmund
Ernährung und Leistungsfähigkeit
1951, 60 Seiten, 35 Abb., kartoniert, DM 5,—

HEFT 4
Prof. Dr. Franz Wever, Düsseldorf
Aufgaben der Eisenforschung
Prof. Dr.-Ing. Hermann Schenck, Aachen
Entwicklungslinien des deutschen Eisenhüttenwesens
Prof. Dr.-Ing. Max Haas, Aachen
Wirtschaftliche Bedeutung der Leichtmetalle und ihre Entwicklungsmöglichkeiten
1952, 60 Seiten, 20 Abb., kartoniert, DM 6,—

HEFT 5
Prof. Dr. Walter Kikuth, Düsseldorf
Virusforschung
Prof. Dr. Rolf Danneel, Bonn
Fortschritte der Krebsforschung
Prof. Dr. Dr. Werner Schulemann, Bonn
Wirtschaftliche und organisatorische Gesichtspunkte für die Verbesserung unserer Hochschulforschung
1952, 50 Seiten, 2 Abb., kartoniert, DM 4,—

HEFT 6
Prof. Dr. Walter Weizel, Bonn
Die gegenwärtige Situation der Grundlagenforschung in der Physik
Prof. Dr. Siegfried Strugger, Münster
Das Duplikantenproblem in der Biologie
Direktor Dr. Fritz Gummert, Essen
Überlegungen zu den Faktoren Raum und Zeit im biologischen Geschehen und Möglichkeiten einer Nutzanwendung
1952, 64 Seiten, 20 Abb., kartoniert, DM 4,—

HEFT 7
Prof. Dr.-Ing. August Götte, Aachen
Steinkohle als Rohstoff und Energiequelle
Prof. Dr. Dr. E. h. Karl Ziegler, Mülheim (Ruhr)
Über Arbeiten des Max-Planck-Institutes für Kohlenforschung
1953, 66 Seiten, 4 Abb., kartoniert, DM 4,75

HEFT 8
Prof. Dr.-Ing. Wilhelm Fucks, Aachen
Die Naturwissenschaft, die Technik und der Mensch
Prof. Dr. Walther Hoffmann, Münster
Wirtschaftliche und soziologische Probleme des technischen Fortschritts
1952, 84 Seiten, 12 Abb., kartoniert, DM 6,50

HEFT 9
Prof. Dr.-Ing. Franz Bollenrath, Aachen
Zur Entwicklung warmfester Werkstoffe
Prof. Dr. Heinrich Kaiser, Dortmund
Stand spektralanalytischer Prüfverfahren und Folgerung für deutsche Verhältnisse
1952, 100 Seiten, 62 Abb., kartoniert, DM 7,50

HEFT 10
Prof. Dr. Hans Braun, Bonn
Möglichkeiten und Grenzen der Resistenzzüchtung
Prof. Dr.-Ing. Carl Heinrich Dencker, Bonn
Der Weg der Landwirtschaft von der Energieautarkie zur Fremdenergie
1952, 74 Seiten, 23 Abb., kartoniert, DM 6,80

HEFT 11
Prof. Dr.-Ing. Herwart Opitz, Aachen
Entwicklungslinien der Fertigungstechnik in der Metallbearbeitung
Prof. Dr.-Ing. Karl Krekeler, Aachen
Stand und Aussichten der schweißtechnischen Fertigungsverfahren
1952, 72 Seiten, 49 Abb., kartoniert, DM 6,40

HEFT 12
Dr. Hermann Rathert, Wuppertal-Elberfeld
Entwicklung auf dem Gebiet der Chemiefaser-Herstellung
Prof. Dr. Wilhelm Weltzien, Krefeld
Rohstoff und Veredlung in der Textilwirtschaft
1952, 84 Seiten, 29 Abb., kartoniert, DM 7,—

HEFT 13
Dr.-Ing. E. h. Karl Herz, Frankfurt a. M.
Die technischen Entwicklungstendenzen im elektrischen Nachrichtenwesen
Staatssekretär Prof. Leo Brandt, Düsseldorf
Navigation und Luftsicherung
1952, 102 Seiten, 97 Abb., kartoniert, DM 9,75

HEFT 14
Prof. Dr. Burckhardt Helferich, Bonn
Stand der Enzymchemie und ihre Bedeutung
Prof. Dr. Hugo Wilhelm Knipping, Köln
Ausschnitt aus der klinischen Carcinomforschung am Beispiel des Lungenkrebses
1952, 72 Seiten, 12 Abb., kartoniert, DM 6,25

HEFT 15
Prof. Dr. Abraham Esau †, Aachen
Ortung mit elektrischen und Ultraschallwellen in Technik und Natur
Prof. Dr. Eugen Flegler, Aachen
Die ferromagnetischen Werkstoffe der Elektrotechnik und ihre neueste Entwicklung
1953, 84 Seiten, 25 Abb., kartoniert, DM 6,25

HEFT 16
Prof. Dr. Rudolf Seyffert, Köln
Die Problematik der Distribution
Prof. Dr. Theodor Beste, Köln
Der Leistungslohn
1952, 70 Seiten, 1 Abb., kartoniert, DM 4,50

HEFT 17
Prof. Dr.-Ing. Friedrich Seewald, Aachen
Luftfahrtforschung in Deutschland und ihre Bedeutung für die allgemeine Technik
Prof. Dr.-Ing. Edouard Houdremont, Essen
Art und Organisation der Forschung in einem Industrieforschungsinstitut der Eisenindustrie
1953, 90 Seiten, 4 Abb., kartoniert, DM 5,50

HEFT 18
Prof. Dr. Dr. Werner Schulemann, Bonn
Theorie und Praxis pharmakologischer Forschung
Prof. Dr. Wilhelm Groth, Bonn
Technische Verfahren zur Isotopentrennung
1953, 72 Seiten, 17 Abb., kartoniert, DM 5,—

HEFT 19
Dipl.-Ing. Kurt Traenckner, Essen
Entwicklungstendenzen der Gaserzeugung
1953, 26 Seiten, 12 Abb., kartoniert, DM 2,50

HEFT 20
M. Zvegintzow, London
Wissenschaftliche Forschung und die Auswertung ihrer Ergebnisse
Ziel und Tätigkeit der National Research Development Corporation
Dr. Alexander King, London
Wissenschaft und internationale Beziehungen
1954, 88 Seiten, kartoniert, DM 4,60

HEFT 21
Prof. Dr. Robert Schwarz, Aachen
Wesen und Bedeutung der Silicium-Chemie
Prof. Dr. Dr. h. c. Kurt Alder, Köln
Fortschritte in der Synthese von Kohlenstoffverbindungen
1954, 76 Seiten, 49 Abb., kartoniert, DM 5,20

HEFT 21a
Prof. Dr. Dr. h. c. Otto Hahn, Göttingen
Die Bedeutung der Grundlagenforschung für die Wirtschaft
Prof. Dr. Siegfried Strugger, Münster
Die Erforschung des Wasser- und Nährsalztransportes im Pflanzenkörper mit Hilfe der fluoreszenzmikroskopischen Kinematographie
1953, 74 Seiten, 26 Abb., kartoniert, DM 5,80

HEFT 22
Prof. Dr. Johannes von Allesch, Göttingen
Die Bedeutung der Psychologie im öffentlichen Leben
Prof. Dr. Otto Graf, Dortmund
Triebfedern menschlicher Leistung
1953, 80 Seiten, 19 Abb., kartoniert, DM 4,80

HEFT 23
Prof. Dr. Dr. h. c. Bruno Kuske, Köln
Zur Problematik der wirtschaftswissenschaftlichen Raumforschung
Prof. Dr.-Ing. E. h. Stephan Prager, Düsseldorf
Städtebau und Landesplanung
1954, 84 Seiten, kartoniert, DM 4,—

HEFT 24
Prof. Dr. Rolf Danneel, Bonn
Über die Wirkungsweise der Erbfaktoren
Prof. Dr. Kurt Herzog, Krefeld
Bewegungsbedarf der menschlichen Gliedmaßengelenke bei der Berufsarbeit
1953, 76 Seiten, 18 Abb., kartoniert, DM 4,80

SPRINGER FACHMEDIEN WIESBADEN GMBH

HEFT 25
Prof. Dr. Otto Haxel, Heidelberg
Energiegewinnung aus Kernprozessen
Dr.-Ing. Dr. Max Wolf, Düsseldorf
Gegenwartsprobleme der energiewirtschaftlichen Forschung
1953, 98 Seiten, 27 Abb., kartoniert, DM 6,25

HEFT 26
Prof. Dr. Friedrich Becker, Bonn
Ultrakurzwellenstrahlung aus dem Weltraum
Dr. Hans Straßl, Bonn
Bemerkenswerte Doppelsterne und das Problem der Sternentwicklung
1954, 70 Seiten, 8 Abb., kartoniert, DM 4,—

HEFT 27
Prof. Dr. Heinrich Behnke, Münster
Der Strukturwandel der Mathematik in der ersten Hälfte des 20. Jahrhunderts
Prof. Dr. Emanuel Sperner, Hamburg
Eine mathematische Analyse der Luftdruckverteilungen in großen Gebieten
in Vorbereitung

HEFT 28
Prof. Dr. Oskar Niemczyk, Aachen
Die Problematik gebirgsmechanischer Vorgänge im Steinkohlenbergbau
Prof. Dr. Wilhelm Ahrens, Krefeld
Die Bedeutung geologischer Forschung für die Wirtschaft, besonders in Nordrhein-Westfalen
1955, 96 Seiten, 12 Abb., kartoniert, DM 6.40

HEFT 29
Prof. Dr. Bernhard Rensch, Münster
Das Problem der Residuen bei Lernleistungen
Prof. Dr. Hermann Fink, Köln
Über Leberschäden bei der Bestimmung des biologischen Wertes verschiedener Eiweiße von Mikroorganismen
1954, 96 Seiten, 23 Abb., kartoniert, DM 6,—

HEFT 30
Prof. Dr.-Ing. Friedrich Seewald, Aachen
Forschungen auf dem Gebiete der Aerodynamik
Prof. Dr.-Ing. Karl Leist, Aachen
Einige Forschungsarbeiten aus der Gasturbinentechnik
1955, 98 Seiten, 45 Abb., kartoniert, DM 8,80

HEFT 31
Prof. Dr.-Ing. Dr. h. c. Fritz Mietzsch, Wuppertal
Chemie und wirtschaftliche Bedeutung der Sulfonamide
Prof. Dr. Dr. h. c. Gerhard Domagk, Wuppertal
Die experimentellen Grundlagen der bakteriellen Infektionen
1954, 82 Seiten, 2 Abb., kartoniert, DM 5,25

HEFT 32
Prof. Dr. Hans Braun, Bonn
Die Verschleppung von Pflanzenkrankheiten und -schädigungen über die Welt
Prof. Dr. Wilhelm Rudorf, Voldagsen
Der Beitrag von Genetik und Züchtung zur Bekämpfung von Viruskrankheiten der Nutzpflanzen
1953, 88 Seiten, 36 Abb., kartoniert, DM 6,75

HEFT 33
Prof. Dr.-Ing. Volker Aschoff, Aachen
Probleme der elektroakustischen Einkanalübertragung
Prof. Dr.-Ing. Herbert Döring, Aachen
Erzeugung und Verstärkung von Mikrowellen
1954, 74 Seiten, 23 Abb., kartoniert, DM 4,50

HEFT 34
Geheimrat Prof. Dr. Dr. Rudolf Schenck, Aachen
Bedingungen und Gang der Kohlenhydratsynthese im Licht
Prof. Dr. Emil Lehnartz, Münster
Die Endstufen des Stoffabbaues im Organismus
1954, 80 Seiten, 11 Abb., kartoniert, DM 5,50

HEFT 35
Prof. Dr.-Ing. Hermann Schenck, Aachen
Gegenwartsprobleme der Eisenindustrie in Deutschland
Prof. Dr.-Ing. Eugen Piwowarsky †, Aachen
Gelöste und ungelöste Probleme im Gießereiwesen
1954, 110 Seiten, 67 Abb., kartoniert, DM 9,—

HEFT 36
Prof. Dr. Wolfgang Riezler, Bonn
Teilchenbeschleuniger
Prof. Dr. Gerhard Schubert, Hamburg
Anwendung neuer Strahlenquellen in der Krebstherapie
1954, 104 Seiten, 43 Abb., kartoniert, DM 8,20

HEFT 37
Prof. Dr. Franz Lotze, Münster
Probleme der Gebirgsbildung
Bergwerksdirektor Bergassessor a.D. G. Rauschenbach, Essen
Die Erhaltung der Förderungskapazität des Ruhrbergbaues auf lange Sicht
in Vorbereitung

HEFT 38
Dr. E. Colin Cherry, London
Kybernetik
Prof. Dr. Erich Pietsch, Clausthal-Zellerfeld
Dokumentation und mechanisches Gedächtnis — zur Frage der Ökonomie der geistigen Arbeit
1954, 108 Seiten, 31 Abb., kartoniert, DM 7,20

HEFT 39
Dr. Heinz Haase, Hamburg
Infrarot und seine technischen Anwendungen
Prof. Dr. Abraham Esau †, Aachen
Ultraschall und seine technischen Anwendungen
1955, 80 Seiten, 25 Abb., kartoniert, DM 6,20

HEFT 40
Bergassessor Fritz Lange, Bochum-Hordel
Die wirtschaftliche und soziale Bedeutung der Silikose im Bergbau
Prof. Dr. Walter Kikuth, Düsseldorf
Die Entstehung der Silikose und ihre Verhütungsmaßnahmen
1954, 120 Seiten, 40 Abb., kartoniert, DM 9,50

HEFT 40a
Prof. Dr. Eberhard Gross, Bonn
Berufskrebs und Krebsforschung
Prof. Dr. Hugo Wilhelm Knipping, Köln
Die Situation der Krebsforschung vom Standpunkt der Klinik
1955, 88 Seiten, 31 Abb., kartoniert, DM 6,70

HEFT 41
Direktor Dr.-Ing. Gustav-Victor Lachmann, London
An einer neuen Entwicklungsschwelle im Flugzeugbau
Direktor Dr.-Ing. A. Gerber, Zürich-Oerlikon
Stand der Entwicklung der Raketen- und Lenktechnik
1955, 88 Seiten, 44 Abb., kartoniert, DM 8,40

HEFT 42
Prof. Dr. Theodor Kraus, Köln
Lokalisationsphänomene und Raumordnung vom Standpunkt der geographischen Wissenschaft
Direktor Dr. Fritz Gummert, Essen
Vom Ernährungsversuchsfeld der Kohlenstoffbiologischen Forschungsstation Essen
in Vorbereitung

HEFT 42a
Prof. Dr. Dr. h. c. Gerhard Domagk, Wuppertal
Fortschritte auf dem Gebiet der experimentellen Krebsforschung
1954, 46 Seiten, kartoniert, DM 2,60

HEFT 43
Prof. Dr. Giovanni Lampariello, Rom
Über Leben und Werk von Heinrich Hertz
Prof. Dr. Walter Weizel, Bonn
Über das Problem der Kausalität in der Physik
1955, 76 Seiten, kartoniert, DM 4,40

HEFT 43a
Prof. Dr. José Mª Albareda, Madrid
Die Entwicklung der Forschung in Spanien
in Vorbereitung

HEFT 44
Prof. Dr. Burckhardt Helferich, Bonn
Über Glykoside
Prof. Dr. Fritz Micheel, Münster
Kohlenhydrat-Eiweiß-Verbindungen und ihre biochemische Bedeutung
in Vorbereitung

HEFT 45
Prof. Dr. John von Neumann, Princeton, USA
Entwicklung und Ausnutzung neuerer mathematischer Maschinen
Prof. Dr. E. Stiefel, Zürich
Rechenautomaten im Dienste der Technik mit Beispielen aus dem Züricher Institut für angewandte Mathematik
1955, 74 Seiten, 6 Abb., kartoniert, DM 4,80

HEFT 46
Prof. Dr. Wilhelm Weltzien, Krefeld
Ausblick auf die Entwicklung synthetischer Fasern
Prof. Dr. Walther Hoffmann, Münster
Wachstumsformen der Industriewirtschaft
in Vorbereitung

HEFT 47
Staatssekretär Prof. Leo Brandt, Düsseldorf
Die praktische Förderung der Forschung in Nordrhein-Westfalen
Prof. Dr. Ludwig Raiser, Bad Godesberg
Die Förderung der angewandten Forschung durch die Deutsche Forschungsgemeinschaft
in Vorbereitung

HEFT 48
Dr. Hermann Tromp, Rom
Bestandsaufnahme der Wälder der Welt als internationale und wissenschaftliche Aufgabe
Prof. Dr. Franz Heske, Schloß Reinbek
Die Wohlfahrtswirkungen des Waldes als internationales Problem
in Vorbereitung

HEFT 49
Präsident Dr. G. Böhnecke, Hamburg
Zeitfragen der Ozeanographie
Reg.-Direktor Dr. H. Gabler, Hamburg
Nautische Technik und Schiffssicherheit
1955, 120 Seiten, 49 Abb., kartoniert, DM 10,20

HEFT 50
Prof. Dr.-Ing. Friedrich A. F. Schmidt, Aachen
Probleme der Selbstzündung und Verbrennung bei der Entwicklung der Hochleistungskraftmaschinen
Prof. Dr.-Ing. A. W. Quick, Aachen
Ein Verfahren zur Untersuchung des Austauschvorganges in verwirbelten Strömungen hinter Körpern mit abgelöster Strömung
in Vorbereitung

HEFT 51
Prof. Dr. Siegfried Strugger, Münster
Struktur, Entwicklungsgeschichte und Physiologie der Chloroplasten
Direktor Dr. J. Pätzold, Erlangen
Therapeutische Anwendung mechanischer und elektrischer Energie
in Vorbereitung

HEFT 52
Mr. Patmore, London
Lufttüchtigkeit und technische Prüfung der Flugzeuge in England
Pro. A. D. Young, Cranfield
Die Ausbildung des Ingenieurnachwuchses auf dem Luftfahrtgebiet in England
in Vorbereitung

JAHRESFEIER 1955
Prof. Dr. Josef Pieper, Münster
Über den Philosophie-Begriff Platons
Prof. Dr. Walter Weizel, Bonn
Die Mathematik und die physikalische Realität
1955, 62 Seiten, kartoniert, DM 4,40

HEFT 52a
Dr. D. C. Martin, London
Geschichte und Organisation der Royal Society
Dr. Roux, Südafrika
Probleme der wissenschaftlichen Forschung in der Südafrikanischen Union
in Vorbereitung

HEFT 53
Prof. Dr.-Ing. Georg Schnadel, Hamburg
Forschungsaufgaben zur Untersuchung der Festigkeitsprobleme im Schiffsbau
Prof. Dipl.-Ing. Wilhelm Sturtzel, Duisburg
Forschungsaufgaben zur Untersuchung der Widerstandsprobleme im Schiffsbau
in Vorbereitung

HEFT 53a
Prof. Dr. Giovanni Lampariello, Rom
Von Galilei zu Einstein
in Vorbereitung

HEFT 54
Prof. Dr. Julius Bartels, Göttingen
Sonne und Erde — das Thema des internationalen geophysikalischen Jahres
Direktor Dr. Walter Dieminger, Lindau/Harz
Ionosphäre und drahtloser Weitverkehr
in Vorbereitung

HEFT 54a
Sir John Cockcroft, London
Die friedliche Anwendung der Kernenergie
in Vorbereitung

HEFT 55
Prof. Dr.-Ing. Fritz Schultz-Grunow, Aachen
Das Kriechen und Fließen hochzäher und plastischer Stoffe
Prof. Dr.-Ing. Hans Ebner, Aachen
Wege und Ziele der Festigkeitsforschung besonders im Hinblick auf den Leichtbau
in Vorbereitung

SPRINGER FACHMEDIEN WIESBADEN GMBH

HEFT 56
Prof. Dr. Ernst Derra, Düsseldorf
Der Entwicklungsstand der Herzchirurgie
Prof. Dr. Gunther Lehmann, Dortmund
Muskelarbeit und Muskelermüdung in Theorie und Praxis
in Vorbereitung

HEFT 57
Prof. Dr. Theodor von Kármán, Pasadena
Freiheit und Organisation in der Luftfahrtforschung
in Vorbereitung

HEFT 58
Prof. Dr. Fritz Schröter, Ulm
Neue Forschungs- und Entwicklungsrichtungen im Fernsehen
Prof. Dr. Albert Narath, Berlin
Der gegenwärtige Stand der Filmtechnik
in Vorbereitung

VERÖFFENTLICHUNGEN DER ARBEITSGEMEINSCHAFT FÜR FORSCHUNG DES LANDES NORDRHEIN-WESTFALEN

GEISTESWISSENSCHAFTEN

Im Auftrage des Ministerpräsidenten Karl Arnold
herausgegeben von Staatssekretär Prof. Leo Brandt

HEFT 1
Prof. Dr. Werner Richter, Bonn
Die Bedeutung der Geisteswissenschaften für die Bildung unserer Zeit
Prof. Dr. Joachim Ritter, Münster
Die aristotelische Lehre vom Ursprung und Sinn der Theorie
1953, 64 Seiten, kartoniert, DM 3,50

HEFT 2
Prof. Dr. Josef Kroll, Köln
Elysium
Prof. Dr. Günther Jachmann, Köln
Die vierte Ekloge Vergils
1953, 72 Seiten, kartoniert, DM 3,75

HEFT 3
Prof. Dr. Hans Erich Stier, Münster
Die klassische Demokratie
1954, 100 Seiten, kartoniert, DM 6,—

HEFT 4
Prof. Dr. Werner Caskel, Köln
Lihyan und Lihyanisch. Sprache und Kultur eines früharabischen Königreiches
1954, 168 Seiten, 6 Abb., kartoniert, DM 11,—

HEFT 5
Prof. Dr. Thomas Ohm, Münster
Stammesreligionen im südlichen Tanganyika-Territorium
1953, 80 Seiten, 25 Abb., kartoniert, DM 11,50

HEFT 6
Prälat Prof. Dr. Dr. h. c. Georg Schreiber, Münster
Deutsche Wissenschaftspolitik von Bismarck bis zum Atomwissenschaftler Otto Hahn
1954, 102 Seiten, 7 Bilder, kartoniert, DM 6,25

HEFT 7
Prof. Dr. Walter Holtzmann, Bonn
Das mittelalterliche Imperium und die werdenden Nationen
1953, 28 Seiten, kartoniert, DM 2,50

HEFT 8
Prof. Dr. Werner Caskel, Köln
Die Bedeutung der Beduinen in der Geschichte der Araber
1954, 44 Seiten, kartoniert, DM 2,75

HEFT 9
Prälat Prof. Dr. Dr. h. c. Georg Schreiber, Münster
Irland im deutschen und abendländischen Sakralraum
in Vorbereitung

HEFT 10
Prof. Dr. Peter Rassow, Köln
Forschungen zur Reichsidee im 16. und 17. Jahrhundert
1955, 32 Seiten, kartoniert, DM 1,90

HEFT 11
Prof. Dr. Hans Erich Stier, Münster
Roms Aufstieg zur Weltherrschaft
in Vorbereitung

HEFT 12
Prof. D. Karl Heinrich Rengstorf, Münster
Mann und Frau im Urchristentum
Prof. Dr. Hermann Conrad, Bonn
Grundprobleme einer Reform des Familienrechts
1954, 106 Seiten, kartoniert, DM 6,—

HEFT 13
Prof. Dr. Max Braubach, Bonn
Der Weg zum 20. Juli 1944
1953, 48 Seiten, kartoniert, DM 3,25

HEFT 14
Prof. Dr. Paul Hübinger, Münster
Das deutsch-französische Verhältnis und seine mittelalterlichen Grundlagen
in Vorbereitung

HEFT 15
Prof. Dr. Franz Steinbach, Bonn
Der geschichtliche Weg des wirtschaftenden Menschen in die soziale Freiheit und politische Verantwortung
1954, 76 Seiten, kartoniert, DM 3,80

HEFT 16
Prof. Dr. Josef Koch, Köln
Die Ars coniecturalis des Nikolaus von Cues
in Vorbereitung

HEFT 17
Prof. Dr. James Conant, US-Hochkommissar für Deutschland
Staatsbürger und Wissenschaftler
Prof. D. Karl Heinrich Rengstorf, Münster
Antike und Christentum
1953, 48 Seiten, 2 Abb., kartoniert, DM 3,50

HEFT 18
Prof. Dr. Richard Alewyn, Köln
Klopstocks Publikum
in Vorbereitung

HEFT 19
Prof. Dr. Fritz Schalk, Köln
Das Lächerliche in der französischen Literatur des Ancien Régime
1954, 42 Seiten, kartoniert, DM 2,25

HEFT 20
Prof. Dr. Ludwig Raiser, Bad Godesberg
Rechtsfragen der Mitbestimmung
1954, 48 Seiten, kartoniert, DM 2,50

HEFT 21
Prof. D. Martin Noth, Bonn
Das Geschichtsverständnis der alttestamentlichen Apokalyptik
1953, 36 Seiten, kartoniert, DM 2,20

HEFT 22
Prof. Dr. Walter F. Schirmer, Bonn
Glück und Ende des Könige in Shakespeares Historien
1954, 32 Seiten, kartoniert, DM 1,60

HEFT 23
Prof. Dr. Günther Jachmann, Köln
Der homerische Schiffskatalog und die Ilias
in Vorbereitung

HEFT 24
Prof. Dr. Theodor Klauser, Bonn
Die römischen Petrustraditionen im Lichte der neuen Ausgrabungen unter der Peterskirche
in Vorbereitung

HEFT 25
Prof. Dr. Hans Peters, Köln
Die Gewaltentrennung in moderner Sicht
1955, 48 Seiten, kartoniert, DM 3,10

HEFT 26
Prof. Dr. Fritz Schalk, Köln
Calderon und die Mythologie
in Vorbereitung

HEFT 27
Prof. Dr. Josef Kroll, Köln
Vom Leben geflügelter Worte
in Vorbereitung

SPRINGER FACHMEDIEN WIESBADEN GMBH

HEFT 28
Prof. Dr. Thomas Ohm, Münster
Die Religionen in Asien
1954, 50 Seiten, 4 Abb., kartoniert, DM 7,—

HEFT 29
Prof. Dr. Johann Leo Weisgerber, Bonn
Die Ordnung der Sprache im persönlichen und öffentlichen Leben
1955, 64 Seiten, kartoniert, DM 3,50

HEFT 30
Prof. Dr. Werner Caskel, Köln
Entdeckungen in Arabien
1954, 44 Seiten, kartoniert, DM 3,20

HEFT 31
Prof. Dr. Max Braubach, Bonn
Entstehung und Entwicklung der landesgeschichtlichen Bestrebungen und historischen Vereine im Rheinland
1955, 32 Seiten, kartoniert, DM 2.20

HEFT 32
Prof. Dr. Fritz Schalk, Köln
Somnium und verwandte Wörter in den romanischen Sprachen
1955, 48 Seiten, 3 Abb., kartoniert, DM 3,60

HEFT 33
Prof. Dr. Friedrich Dessauer, Frankfurt a. M.
Erbe und Zukunft des Abendlandes
in Vorbereitung

HEFT 34
Prof. Dr. Thomas Ohm, Münster
Ruhe und Frömmigkeit
1955, 128 Seiten, 30 Abb., kartoniert, DM 10,70

HEFT 35
Prof. Dr. Hermann Conrad, Bonn
Die mittelalterliche Besiedlung des deutschen Ostens und das Deutsche Recht
1955, 40 Seiten, kartoniert, DM 2,80

HEFT 36
Prof. Dr. Hans Sckommodau, Köln
Die religiösen Dichtungen Margaretes von Navarra
1955, 172 Seiten, kartoniert, DM 9,60

HEFT 37
Prof. Dr. Herbert von Einem, Bonn
Der Mainzer Kopf mit der Binde
1955, 88 Seiten, 40 Abb., kartoniert, DM 9,20

HEFT 38
Prof. Dr. Joseph Höffner, Münster
Statik und Dynamik in der scholastischen Wirtschaftsethik
1955, 48 Seiten, kartoniert, DM 2,85

HEFT 39
Prof. Dr. Fritz Schalk, Köln
Diderots Essai über Claudius und Nero
in Vorbereitung

HEFT 40
Prof. Dr. Gerhard Kegel, Köln
Probleme des internationalen Enteignungs- und Währungsrechts
in Vorbereitung

HEFT 41
Prof. Dr. Johann Leo Weisgerber, Bonn
Die Grenzen der Schrift — Der Kern der Rechtschreibreform
1955, 72 Seiten, kartoniert, DM 4,80

HEFT 42
Prof. Dr. Richard Alewyn, Köln
Von der Empfindsamkeit zur Romantik
in Vorbereitung

HEFT 43
Prof. Dr. Theodor Schieder, Köln
Die Probleme des Rapallo-Vertrages 1922
in Vorbereitung

HEFT 44
Prof. Dr. Andreas Rumpf, Köln
Stilphasen der spätantiken Kunst
in Vorbereitung

HEFT 45
Dr. Ulrich Luck, Münster
Kerygma und Tradition in der Hermeneutik Adolf Schlatters
1955, 136 Seiten, kartoniert, DM 9,—

HEFT 46
Prof. Dr. Walther Holtzmann, Rom
Das Deutsche Historische Institut in Rom
Prof. Dr. Graf Wolff Metternich, Rom
Die Bibliotheca Hertziana und der Palazzo Zuccari
1955, 68 Seiten, 7 Abb., kartoniert, DM 5,—

JAHRESFEIER 1955
Prof. Dr. Josef Pieper, Münster
Über den Philosophie-Begriff Platons
Prof. Dr. Walter Weizel, Bonn
Die Mathematik und die physikalische Realität
1955, 62 Seiten, kartoniert, DM 4,40

HEFT 47
Prof. Dr. Harry Westermann, Münster
Person und Persönlichkeit im Zivilrecht
in Vorbereitung

HEFT 48
Prof. Dr. Johann Leo Weisgerber, Bonn
Die Namen der Ubier
in Vorbereitung

HEFT 49
Prof. Dr. Friedrich Karl Schumann, Münster
Mythos und Technik
in Vorbereitung

HEFT 51
Prälat Prof. Dr. Dr. h. c. Georg Schreiber, Münster
Der Bergbau in Geschichte, Ethos und Sakralkultur
in Vorbereitung

HEFT 52
Prof. Dr. Hans J. Wolff, Münster
Die Rechtsgestalt der Universität
in Vorbereitung

HEFT 53
Prof. Dr. Heinrich Vogt, Bonn
Schadenersatzprobleme im Verhältnis von Haftungsgrund und Schaden
in Vorbereitung

HEFT 54
Prof. Dr. Max Braubach, Bonn
Der Einmarsch der deutschen Truppen in die entmilitarisierte Zone am Rhein im März 1936. Ein Beitrag zur Vorgeschichte des zweiten Weltkrieges
in Vorbereitung

HEFT 55
Prof. Dr. Herbert von Einem, Bonn
Die Menschwerdung Christi des Isenheimer Altars
in Vorbereitung

HEFT 56
Prof Dr. E. J. Cohn, London
Der englische Gerichtstag
in Vorbereitung

SPRINGER FACHMEDIEN WIESBADEN GMBH

Berichtigung

Mit Wirkung vom 1. März 1956 wurden die Ladenpreise der natur- und geisteswissenschaftlichen Veröffentlichungen der Arbeitsgemeinschaft für Forschung des Landes Nordrhein Westfalen um ca 25% ermäßigt.

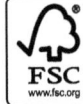

MIX
Papier aus verantwortungsvollen Quellen
Paper from responsible sources
FSC® C105338

If you have any concerns about our products,
you can contact us on
ProductSafety@springernature.com

In case Publisher is established outside the EU,
the EU authorized representative is:
**Springer Nature Customer Service Center GmbH
Europaplatz 3, 69115 Heidelberg, Germany**

Printed by Libri Plureos GmbH
in Hamburg, Germany